Khalid Shaikh
Sabitha Krishnan
Rohit M. Thanki

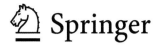 Springer

# 人工智能在乳腺癌
# 早诊中的应用

Artificial
Intelligence in
Breast Cancer
Early Detection
and Diagnosis

　　　　　　　　哈立德·沙伊克
主　编　〔阿联酋〕萨比塔·克里什南
　　　　　　　罗希特·M.谢伊
主　译　江泽飞　李健斌　郝晓鹏

天津出版传媒集团
天津科技翻译出版有限公司

著作权合同登记号：图字：02-2021-077

图书在版编目(CIP)数据

人工智能在乳腺癌早诊中的应用 / (阿联酋)哈立德·
沙伊克(Khalid Shaikh), (阿联酋)萨比塔·克里什南
(Sabitha Krishnan), (阿联酋)罗希特·M.谢伊
(Rohit M. Thanki)主编;江泽飞、李建斌、郝晓鹏主
译. —天津：天津科技翻译出版有限公司，2022.4
书名原文：Artificial Intelligence in Breast
Cancer Early Detection and Diagnosis
ISBN 978-7-5433-4148-7

Ⅰ.①人… Ⅱ.①哈… ②萨… ③罗… ④江… ⑤李
… ⑥郝… Ⅲ.①人工智能-应用-乳腺癌-诊疗 Ⅳ.
①R737.9-39

中国版本图书馆 CIP 数据核字(2021)第 192403 号

First published in English under the title
Artificial Intelligence in Breast Cancer Early Detection and Diagnosis
by Khalid Shaikh, Sabitha Krishnan and Rohit M. Thanki
Copyright © Khalid Shaikh, Sabitha Krishnan and Rohit M. Thanki, 2021
This edition has been translated and published under license from
Springer Nature Switzerland AG.

授权单位：Springer Nature Switzerland AG
出　　版：天津科技翻译出版有限公司
出　版　人：刘子媛
地　　址：天津市南开区白堤路 244 号
邮政编码：300192
电　　话：(022)87894896
传　　真：(022)87893237
网　　址：www.tsttpc.com
印　　刷：天津新华印务有限公司
发　　行：全国新华书店
版本记录：710mm×1000mm　16 开本　7 印张　140 千字
　　　　　2022 年 4 月第 1 版　2022 年 4 月第 1 次印刷
　　　　　定价：68.00 元

(如发现印装问题，可与出版社调换)

# 主译简介

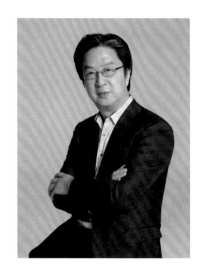

江泽飞　现任解放军总医院肿瘤医学部副主任、主任医师、教授，中国临床肿瘤学会（CSCO）副理事长兼秘书长，CSCO乳腺癌专家委员会主任委员，北京医学会乳腺疾病分会主任委员，国家卫生健康委员会能力建设和继续教育肿瘤学专委会秘书长，St.Gallen早期乳腺癌国际专家共识团成员，中国新药审评专家，*Translational Breast Cancer Research* 杂志主编。

　　作为主要参与人，参与了国内大多数乳腺癌专家共识及指南的起草工作，负责并执笔《CSCO乳腺癌诊疗指南》《CSCO常见恶性肿瘤诊疗指南》《NCCN肿瘤学临床实践指南》等行业重要指南，推动我国乳腺癌规范化诊疗进程。主编《现代乳腺癌全程管理新理念和临床策略》《乳腺癌分类治疗》《现代乳腺疾病诊疗基本原则和实践》等10余部专著。

　　近5年来，在 *Lancet Oncology*、*Nature Communication* 等杂志发表高质量论文61篇，重点围绕"液体肿瘤学""分子靶向治疗""大数据与人工智能"等开展相关研究，积极探索乳腺癌诊疗新技术和新方法，其研究成果在美国肿瘤学年会（ASCO）、欧洲肿瘤内科学年会（ESMO）、St.Gallen国际乳腺癌会议、中国临床肿瘤学会（CSCO）等国内外重要会议中进行了汇报。2016年荣获"金显宅乳腺癌研究纪念奖"；2019年获《人民日报》"国之名医·卓越建树"荣誉称号。

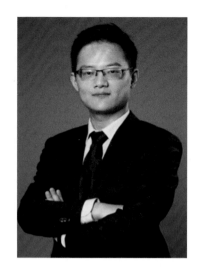

**李健斌** 解放军总医院第五医学中心肿瘤医学部博士后、军事医学研究院生物工程研究所助理研究员、中国临床肿瘤学会乳腺癌专业委员会委员，*Translational Breast Cancer Research* 杂志常务编辑。致力于科研事业，重点参与乳腺癌循环肿瘤细胞、大数据与人工智能等课题研究，参与中国临床肿瘤学会乳腺癌大数据的建立和数据分析工作，参与 CSCO 人工智能决策系统的建立与推广，以及国内多中心人工智能辅助决策系统的验证研究。参与《NCCN 乳腺癌临床实践指南(2006 版)》《中国临床肿瘤学会乳腺癌诊疗指南》等行业指南的撰写工作，参编专著 7 部，在国内外期刊发表文章数十篇。

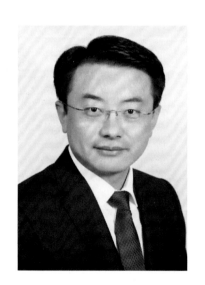

**郝晓鹏** 解放军总医院第一医学中心普外学部乳腺外科副主任医师，教授。中国医药教育协会乳腺疾病专业委员会常委、秘书长，北京医学会乳腺疾病分会青年委员会副主任委员，北京乳腺疾病防治学会青年委员会副主任委员，中国医师协会乳腺癌手术比赛全国冠军，中华医学会乳腺微创活检手术专家共识执笔者，北京自然科学基金评审专家，《中华普通外科手术学杂志》《中华乳腺病杂志》《医学参考报》编委。

# 中文版前言

2017 年,英国科技公司研发了全球第一条"智能裙子",这条小黑裙采用石墨烯材料制成,其中配备一种数据装置,可以实时地感应人体皮肤接收到的数据。衣服后面的一个小型计算机可以察觉穿着者皮肤的细微变化,根据其呼吸、心情而改变色彩。

作为一名肿瘤专科医生,当我第一次听说有这样的产品时,就深刻感受到"智能时代,未来已来"。我一直希望在肿瘤医疗领域也能够有这么一款智能装备,可以将我多年从事临床医疗积累的经验都拷贝到芯片中,当一些年轻学者踏入肿瘤这个领域的时候,可以直接植入芯片,缩短学习曲线,迅速提升治病能力。2017 年,我首次接触到IBM 公司研发的人工智能决策系统(WFO),这引起了我极大的兴趣。我们迅速进行课题合作,探索验证这款系统在中国临床实践应用的可行性,研究结果提示 AI 系统的确可以帮助医生决策,但基于国外数据、国外指南和医生经验开发的系统,的确不完全适应国内的实际情况,何况在临床应用过程中,还面临着医学伦理、数据安全和可及性等问题。随后, 我们就组织中国临床肿瘤学会乳腺癌专委会(CSCO BC)AI 协作组,利用 CSCO BC 数据库和 CSCO BC 指南,研发新的智能决策系统,并置于国产华为平板电脑中,命名为 CSCO AI并注册申请专利。CSCO AI 系统可以根据患者的实际病情、医疗保险情况,提供最精准的医学方案。同时,还可以提供 CSCO BC 专家观点、产品的毒性反应、医疗保险政策等要素。CSCO AI 的发布,可以帮助中国医生提高决策水平,推动乳腺癌的规范化诊疗,协助我实现了梦想,让肿瘤科医生拥有了一款自己的"高德地图"。

但是,人工智能系统的研发极为复杂,在研发 CSCO AI 时,我们发现与程序员存在巨大的专业鸿沟，作为肿瘤科医生，我们有专业知识，但是对算法知之甚少；而程序员很懂算法，但对肿瘤知识了解不多。这就需要我们能够结合各自的专业，不断碰撞新的火花，推动项目进度。

《人工智能在乳腺癌早诊中的应用》一书，共有 6 章，系统介绍了早期乳腺癌的诊断和分类、影像学特点、人工智能和机器算法的概念，以及利用深度学习进行乳腺癌分类等内容。本书内容通俗易懂，能让肿瘤医生了解机器算法，让程序员了解乳腺癌的诊疗路径，对于从事肿瘤人工智能研发领域的科研人员、临床医生和技术人员都具有重要的参考价值。我们特将此书翻译为中文，希望能给正在该领域积极研发的同事、朋友们提供参考。

本书翻译由我带队，来自解放军总医院团队的李健斌、郝晓鹏、周娟、李峰组织完成全稿的翻译和审读，感谢各位同仁在繁忙的临床医疗和研究工作之余，对本书出版的辛勤付出。在本书的翻译过程中，我们还得到了包括业内专家及海心智惠团队的大力支持，在此也向他们深表感谢！由于时间仓促，错误和遗漏在所难免，也请各位读者朋友不吝赐教，以便再版时能够予以修订。

2021 年 11 月

# 前　言

　　癌症是一种由于异常细胞无法控制的生长而传播的疾病。异常细胞在人体内发挥异常的作用。相较于可控生长的正常细胞来说,异常细胞的生长方式并不稳定,导致在一个短暂的时间内,出现大量的异常细胞,这些异常细胞又将会给身体功能带来进一步的影响。人体的任何器官都有可能产生癌细胞,皮肤、肺、乳房等也不会例外。乳房作为一个重要的器官,是一对位于人体胸部区域的结构。男性和女性都有乳房,但其在青春期后的女性中更为突出,主要功能是生产乳汁。乳腺内细胞生长失控会导致乳腺癌,乳腺内不同类别的细胞生长失控导致了不同类别的乳腺癌。

　　本书旨在提供有关癌症和乳腺癌的相关信息,我们将详细阐述乳腺癌的危险因素和预防措施,也深入讨论了关于多机器学习和基于深度学习的算法信息。人工智能在医疗领域(包括医学影像领域)的作用有待进一步讨论。此外,本书也详细阐述了计算机辅助检测系统(CADe)和计算机辅助诊断系统(CADx)在乳腺癌的检测和诊断中的作用。

　　最后,我们介绍了深度学习人工智能模型及其在乳腺癌分类中的表现,希望能够为癌症早诊早治做出贡献。

# 内容介绍

第 1 章讨论了癌症和乳腺癌的基本情况。第 2 章详细讨论了乳腺癌的各个阶段和类型。第 3 章介绍了人工智能和各种学习算法的相关知识,并讨论了各种学习算法的优点和局限性。第 4 章介绍了人工智能及学习算法在医疗领域和医学成像中的作用。第 5 章介绍了乳腺癌检测和诊断中各个阶段的计算机辅助系统。第 6 章提出了深度学习模型及其在乳腺癌分类中的应用。

## 特色

- 癌症和乳腺癌的基本信息
- 不同阶段和类型的乳腺癌
- 学习算法及其在医学保健和医学图像分析中的作用
- 检测和诊断乳腺癌的计算机辅助系统
- 纳入了乳腺癌检测和诊断的深度学习模式

# 致 谢

本书的最终出版承蒙各位的帮助。还要特别感谢斯普林格 (Springer)出版公司的团队,特别是高级主编迈克尔·麦开比(Michael McCabe),感谢他们在出版过程中的不吝赐教,以及支持和鼓励。

哈立德·沙伊克
萨比塔·克里什南
罗希特·M.谢伊
于阿联酋迪拜

# 目　录

# 第 1 章

# 乳腺癌介绍

## 1.1 癌症及其治疗

在文献中可以找到许多关于癌症的术语[1]。根据美国癌症协会(ACS)[1]的定义,癌症是一种由于无法控制的异常细胞生长而传播的疾病。与那些功能性细胞相比,这些异常细胞在人体内并不具有常规的功能。比如说,细胞可以执行呼吸或行走等多种功能,而异常细胞除了伤害身体外,并没有任何有益的功能。人体内正常的功能性细胞生长会受到抑制,而异常细胞的生长则不受限制。由于这种现象,随着体内异常细胞数量的增加,即使在短时间内,也会对身体的正常功能产生不利影响。

公元前 460 年到公元前 370 年,被称为"医学之父"的希腊医生希波克拉底(Hippocrates),从描述非溃疡形成的肿瘤和溃疡形成的肿瘤这两个单词(即carcinos 和 carcinoma)中创造了单词"cancer"(癌症)[1]。在希腊语中,"cancer"一词又指甲壳动物亚门的一种节肢动物,也就是我们熟知的螃蟹,因为癌症在人体内以类似螃蟹的形状传播。罗马医生凯尔苏斯(公元前 50 年至公元前 28 年)将这些术语整合到拉丁语中,而希腊医生盖伦(公元 130 年至公元 200 年)则用"oncos"来描述肿瘤。一般来说,螃蟹的比喻一直存在,直到今天还被用来描述恶性肿瘤[1],而"oncos"描述的是肿瘤学下的一种特殊类别的癌症。

### 1.1.1 癌症的历史

医学史充分描述了关于癌症的可用信息[2-8]。在 19 世纪下半叶,各种文献描述并记载了癌症的理论,想要了解更多这些理论,可以阅读以下时间点的相关文献。

这些文献记录表明, 史上有记载的第一例癌症记录在埃及文明的莎草纸上,埃德温·史密斯(Edwin Smith)和乔治·埃伯斯(George Ebers)两位学者提供了有关癌症的特殊信息。

在公元前 2500 年到公元前 1600 年的一份书面文件[9]中,记录了一具患有骨癌的古埃及木乃伊的信息。埃德温·史密斯通过一项癌症调查提供相关信息,而乔治·埃伯斯则根据对癌症患者的治疗提供了更多的信息。以上数据表明,古埃及人不仅能够鉴别恶性肿瘤,而且能够使用各种方法和药物对其进行治疗。

根据癌症相关的历史资料,希腊和罗马科学家在癌症领域做出了第二大贡献。

大约在公元 1500 年,后人以希波克拉底和盖伦的经验和观察为基础,阐明了癌症的自然进程,包括癌症的初步治疗。由于肿瘤的外形看起来像"螃蟹",从肿瘤的中心向周围延伸的部分像"螃蟹"的腿,因此,希波克拉底将这种疾病的名字从"carcinoma"(Karkinoma)外推为"cancer"。

在现代医学中,临床医生不间断地观察人体器官,以监测和识别癌症的进展,并确定合理的治疗方法。

在 16 世纪,大量研究者在探索癌症的起源。到了 17 世纪,意大利医生加斯帕雷·阿塞利(Gaspare Aselli)发现了人体的血管系统,以及导致人体细胞异常的主要原因。幸运的是,法国医生克劳德·根德龙(Claude Gendron)谴责并拒绝接受这一理论,并就癌症的起源给出新的结论。他深信癌症是一个逐渐长大的物质,并且无法用药物治疗。18 世纪前后,两位法国科学家——让·阿斯特鲁克(Jean Astruc)医生和化学家伯纳德·佩里尔(Bernard Peyrilhe),通过实验来验证这一理论。由于他们的努力,各种治疗方法被应用于癌症及其诊断,并由此形成了专门的医院。

到了 19 世纪下半叶,由于显微镜技术的突破,对异常细胞及其活动的研究得到了持续发展。这些研究帮助医生和科学家认识到癌症起源的参数,进一步的研究也揭示了癌细胞的重要信息,以及这些细胞如何从正常细胞分化出来。目前的癌症研究机构正在努力研究正常细胞和异常细胞之间的关系。

在 20 世纪早期,研究者发现细胞内部结构及其背后的化学成分在某种程度上具有相关性,由此衍生出各种癌症治疗的理论。有关鸡患有癌症原因的首篇文章发表在 1911 年前后[9],其主要原因是细胞染色体异常。到了 1913 年,有两个主要出版物宣布找到了癌前病变,并倡议需要一个全国性的组织开展持续性研究。这两个结论性的报告也明确了癌症对于人类社会的威胁。1937 年,美国国会通过了《国家癌症研究所法案》(The National Cancer Institute Act)。该法案旨在建立一个研究机构(即 NCI 机构),该机构将有助于开发新的癌症理论突破,并推动其他机构在癌症相关项目的合作和研发(R&D)等。1971 年,美国总统尼克松签署了另一项由美国国家癌症研究所管理的全国癌症项目法案,由此确立了该研究所的主要目标不仅是研究,还包括推动公众对癌症这类疾病更好的理解。

## 1.1.2　古老的癌症理论

医生和研究者提出了多种关于癌症的理论[1-9]。关于这些理论的信息如下。

### 1.1.2.1　气质体液理论

这是由希波克拉底提出的理论,该理论建立在这样一种观念的基础上:体液是由四种成分组成的,即血、痰、黄胆汁和黑胆汁,这些体液的不平衡会导致人体疾病。他认为器官部位黑胆汁的变化会导致人体癌症。到公元 1300 年左右的中世纪,这个理论还被公认为标准理论。

### 1.1.2.2　淋巴液理论

该理论认为癌症起源于淋巴液的不平衡。对于健康的人来说,血液和淋巴液可以在体内不断流动,而患者体内淋巴液发酵变质,最后形成癌症。在 17 世纪,研究者发现肿瘤和淋巴的相关性,由此证实了该理论。

### 1.1.2.3　胚芽理论

胚芽理论是由穆勒(Muller)在 1838 年提出的,他指出癌症是由细胞而不是淋巴组成的。穆勒的一位优秀的学生魏尔肖(Virchow)发现,包括癌细胞在内的所有细胞都源自其他细胞。

### 1.1.2.4　慢性刺激理论

魏尔肖提出慢性刺激是导致人体癌症的主要原因。后来,人们发现癌症的增大是由于恶性细胞的扩散,而不是由于体液失衡引起。

### 1.1.2.5　创伤理论

在 1800—1920 年这段时期,研究者确信癌症是由人体创伤引起的。

### 1.1.2.6　寄生虫理论

在 18 世纪之前,研究者仍认为癌症是由寄生虫导致的。

## 1.1.3　癌症的风险因素

几个世纪以来,关于导致癌症的风险因素,研究者已经积累了大量的数据。他们最初认为,癌症是由自然过程引起的,如衰老。一些人则认为,癌症是遗传的,并进一步研究了人体遗传学。许多研究人员试图找到癌症间的化学联系,另一些人则认为,癌症是由于病毒或细菌引起的。此外,"刺激"理论得到了进一步的发展:研究人员发现像煤、焦油和烟草这样的刺激物会导致实验动物的癌症。但很难确定是哪种化学物质导致癌症的发生。

尽管许多科学家和研究人员不相信刺激理论,但人们一致认为,很难找到导致癌症的单一因素。

现在已经证明,没有一个共同因素导致癌症,许多人正试图从这些因素中找到一种共同的联系。在一些实验室以外的研究中,研究者相信,人类的生活方式、周围环境、遗传及其他许多因素都可能是癌症发生的决定性因素。

### 1.1.3.1　吸烟

吸烟是人类患癌症的直接原因。在美国,1/3 的死亡是由吸烟引起的癌症造成的。肺癌的发生主要是由于多种因素的综合作用,这些因素会损害多个器官的功能,如喉、口腔和食管。香烟和其他烟草制品含有各种化学物质,这可导致肺癌。被动吸烟者由于暴露于烟雾中同样面临风险。

### 1.1.3.2　生活方式

饮食不当的生活方式是重要的癌症诱因。大量研究证实,美国 1/3 的癌症死亡是由于饮食和生活方式不当引起的。食物种类、数量、多样性包括加工食品和热量严重失衡,都是相关因素之一。

### 1.1.3.3　遗传学

根据定义[1],癌症是一种遗传型疾病。基因是人体细胞中非常小的分子,决定着人体内的一切。基因是由每个细胞的遗传学特征控制的。在癌症细胞,一些细胞的基因是异常的,这些细胞的异常是由于病毒、不可控制的细胞分裂等因素造成的。乳腺癌、脑癌和子宫内膜癌等都是由这些因素引起的。

### 1.1.3.4　周围环境

周围环境是导致癌症的另一个原因,在吸烟环境中工作的人患肺癌的风险更高。如今在全世界范围内,科学家和研究人员发现的许多致癌化学物质已被禁止使用。

#### 1.1.3.5　传染源

病毒在人体内也能引起癌症。病毒改变细胞的功能并产生异常。例如，在非洲儿童中，EB 病毒会导致 Burkitt 淋巴瘤；在全球范围内，乙肝病毒也是导致肝癌的罪魁祸首。

### 1.1.4　癌症分类

癌症有两种分类方式：癌症起源（组织）和器官（癌症发生的部位）。基于组织类型的癌症分类被称为"组织学"分型。根据癌症组织学分类的国际标准称为"国际肿瘤学疾病分类"（International Classification of Disease for Oncology）[10]。根据这一分类，癌症一般可分为以下六大类。

#### 1.1.4.1　癌

是指来自上皮细胞的恶性肿瘤，这个类别包含大多数和许多常见的癌症。上皮组织遍布全身，存在于皮肤和包括体内的一些消化器官中。这类癌症分为两个主要亚类：在器官内发生的腺癌和起源于鳞状上皮的鳞状细胞癌。

#### 1.1.4.2　肉瘤

这类癌症发生在骨骼、肌腱、软骨、肌肉和脂肪等支持性器官和结缔组织中。多见于青年人，主要表现为疼痛性骨性包块。肉瘤通常类似于发生部位的正常组织，如骨肉瘤（骨）、软骨肉瘤（软骨）、平滑肌肉瘤（平滑肌）、横纹肌肉瘤（骨骼肌）等。

#### 1.1.4.3　骨髓瘤

这种类型的癌症形成于血浆中的白细胞。血浆通过生成抗体，帮助人类识别和攻击细菌，以免感染。多发性骨髓瘤会导致骨髓中生成大量癌细胞，从而排挤健康血细胞的产生。

#### 1.1.4.4　白血病

白血病也被称为骨髓中的癌症。白血病（leukemia）这个单词在希腊语中的意思是"白色血液"，这种癌症因此被称为"液体癌"。这种疾病往往是由于不成熟的白细胞产生过多导致的，这些细胞的异常功能导致感染，也会影响红细胞，从而导致凝血及由贫血引起的疲劳等。这类癌症包括髓系、淋巴系白血病，以及红细胞增多症等。

### 1.1.4.5　淋巴瘤

这类癌症发生在淋巴系统的腺体或淋巴结中,这些腺体主要净化身体并产生白细胞来避免感染。这种癌症有时会被称为"实体癌",也发生在胃、乳腺等各种器官中。

### 1.1.4.6　混合型

这类癌症是同一类别内或不同类别的不同癌症的组合,如腺鳞癌、混合性中胚层肿瘤等。

## 1.1.5　根据受影响器官的癌症分类

临床医生通常会用这种方式来分类,普通大众对于这种方式也更为熟悉。目前,最常见的恶性肿瘤主要发生在皮肤、肺、女性乳房、前列腺、结肠、直肠、宫颈和子宫。下面列出了一些常见癌症类型。

### 1.1.5.1　皮肤癌和肺癌

皮肤癌的主要类型包括基底细胞癌、鳞状细胞癌和黑色素瘤。前两种癌症主要发生于直接暴露在太阳下的部位,如面部、耳朵和前臂等,这些都很容易被早期发现和清除。而看着像是皮肤上黑痣的黑色素瘤,是最严重的皮肤癌类型。正常的黑色素细胞产生黑色素,造就了我们的不同肤色,而黑色素瘤就在这些细胞中进展。此外,黑色素瘤也可能在眼睛里形成,少部分也可能在身体内部(如鼻子或喉咙中)形成。

肺癌则很难做到早期诊断,因为很多人直到晚期阶段才出现不同的症状,如持续咳嗽、痰中有血迹、胸痛和反复发作的肺炎等。

### 1.1.5.2　女性乳腺癌

据估计,在美国[1],大约 1/8 的女性最终会患上乳腺癌,这是一种导管癌类型的癌症。肥胖、初潮(月经首次发生)过早和绝经过晚是乳腺癌的主要风险因素。每月进行乳房自查是早期发现乳腺癌的最佳方法。

### 1.1.5.3　前列腺癌

这种癌症主要发生在老年男性。随着男性年龄的增加,前列腺可能会增大,阻塞尿道，可能会导致排尿困难或干扰性功能，这种情况称为良性前列腺增生（BPH）。BPH 的症状可能与前列腺癌的症状相似,如尿弱或中断、尿频、排尿困难、排尿时疼痛或烧灼感、尿中有血，以及背部、臀部或骨盆持续性疼痛。

#### 1.1.5.4　结直肠癌

结直肠癌是世界上第三常见的癌症,常见症状包括便血、严重便秘或腹泻等排便习惯的改变。结直肠癌中,约 70% 发生在结肠,其余发生在直肠。

#### 1.1.5.5　子宫 ( 子宫体 ) 癌

子宫是妇女骨盆里的囊性器官,受精卵在这里发育成长为胎儿直至出生。这是一种非常常见的癌症,好发于 60 岁以上的妇女。子宫癌的症状通常是子宫异常出血。

### 1.1.6　癌症诊断方法

癌症诊断的目的是确定癌细胞的原发部位和其中的癌症类型。除了指甲、头发和牙齿外,癌症可以在人体的任何部位进展[1]。最初发生癌症的身体器官被称为原发灶,原发部位将会为我们提供足够的信息,如肿瘤的行为,它可能向哪里扩散,以及肿瘤可能引起的症状。人体内最常见的部位是皮肤、肺、女性乳房、前列腺、结肠、直肠和子宫体。转移灶指癌细胞在其他部位生长的病灶。不管是否已经转移至其他部位,我们通常以原发部位来描述癌症。

随着医学的进步,通常可以通过症状发现癌症,这些症状可以直接观察,也可以通过计算机断层扫描(CT)、磁共振成像(MRI)等各种影像技术观察,也可以通过实验室的各种检查来确认。例如,粉红色或红色的尿液可能是由肾脏感染或癌症引起的,通过验血可以确诊。

活检是诊断癌症的首选方法，可以通过切除组织并进行病理学检查来确诊。组织取样是另一种从体表取到肿瘤组织的简易方法。如果无法获取肿瘤组织,那么可以利用影像学来辅助定位肿瘤组织,并进行相应活检。利用显微镜可以很容易地诊断出肿瘤的组织学类型。利用影像技术进行的活检被广泛用于癌症原发灶和转移灶的诊断。

确定肿瘤组织中的细胞成分极为重要,因为不同的癌症类别其本质存在巨大差异,同一肿瘤中可能存在多种细胞类型。因此,一旦确诊癌症,就必须进行细胞分类,了解对患者预后的影响[1]。医学中,癌症被分为不同等级:高分化(1 级)、中分化(2级)、低分化(3级)和未证实(4级)。

癌症的不同阶段会被进一步区分开,根据原发肿瘤的大小以及是否扩散等将肿瘤进行分期,这种分期有助于了解肿瘤的进展程度。

在这些不同的诊断方法[1]中,活检是医生首选的确诊方法,这将提供关于癌症类型、分类和扩散方向以及有助于后续治疗的重要信息。

### 1.1.7    癌症的治疗方法

文献[1,9,11]中提供了多种从体内切除肿瘤的方法。下面将这些方法一一列出。

### 1.1.7.1    手术

从历史上看,医生们知道在手术切除肿瘤后仍会复发。虽然良性肿瘤是无害的,但如 Billroth、Handley 和 Halsted 等外科医生,在外科手术时,不仅切除了肿瘤,还切除了其淋巴结。随后,Paget 发现癌细胞可以通过血液从原发部位转移至身体的其他部位,自此癌症的手术范围才受到限制。1970 年,现代医学成像技术如超声、CT、MRI 等得到发展,使肿瘤外科可以精确地切除肿瘤组织。激光技术的引入甚至可以从皮肤、肝脏等不同器官中去除癌细胞。

### 1.1.7.2    化疗

在 20 世纪的最后几十年里,核医学和放化疗理论得到了发展,外科医生们探索出化疗与外科手术相协同的方法。在这种方法中,大量的化疗药物被用于辅助清除体内的不同癌症[1]。最近,大量研究正在探索如何减少化疗的不良反应,并了解化疗改善患者的整体生存情况。

### 1.1.7.3    激素疗法

1878 年,外科医生托马斯·比特森(Thomas Beatson)发现,兔子被切除卵巢后,其乳房停止产奶[9]。研究人员证实,如果切除器官的某些部分或某些血管,癌细胞将被限制生长,在某些情况下甚至会停止生长。因此,近年来,促性腺激素释放激素(LHRH)类似物等新药被用于治疗乳腺癌和前列腺癌。

### 1.1.7.4    放射治疗

在发现 X 线辐射后,科学家们积极开始利用辐射治疗癌症。然而,在 20 世纪早期,研究人员认为,这种辐射可能"导致"癌症。现在,各种放射疗法被用来杀死体内的癌细胞。

#### 1.1.7.5　辅助治疗

这种疗法在化疗和手术后用来消灭体内残留的癌细胞,主要用于治疗结肠癌和睾丸癌。

#### 1.1.7.6　免疫治疗

一部分生物制剂通过最小化神经信号来控制人体内的肿瘤生长,这种疗法被称为免疫疗法。各种生物制剂,如干扰素、白细胞介素、细胞因子等都是由研究人员在实验室开发出来用于治疗癌症的。1990 年前后,研究人员开发了利妥昔单抗和曲妥珠单抗等药物用于治疗淋巴瘤和乳腺癌细胞。如今,研究人员正在开发多种疫苗来改善免疫系统,从而对癌细胞和肿瘤产生阳性反应。

## 1.2　乳房的解剖

乳房是人体的重要器官,对称性地位于人体胸部。它们存在于所有人类中,但在女性体内得到发育。乳房在女性体内的主要功能是生产乳汁,为新生儿提供营养。女性体内的雌激素和孕激素等促进其生长;在月经期和怀孕期间,乳房会发生变化。乳房位于胸部肌肉的表层皮肤上,乳腺腺体通过许多导管到达乳头。乳头周围一层黑色环形组织称为乳晕。了解女性乳房的正常结构和功能将有助于迅速发现异常并进行治疗。乳房由产生和供应乳汁的乳腺、将乳汁从腺体运送到乳头的特殊导管、脂肪、乳晕和纤维组织组成。图 1.1 显示了女性乳房的内部结构[12]。

女性乳房在结构上是对称的,但大小各不相同,如小的、大的、高的、低的,根据女性的不同体质存在差异。在发育完全的女性乳房中有 15~20 个分支小叶组成,这些小叶被结缔组织隔开,最终在乳头处汇集。大量存在的脂肪组织决定了乳房的大小、形状和柔软度。乳房中的特殊腺体被称为管状腺体,这是一种特殊的汗腺。每一个腺体的末端都有一个直径为 2~4mm 的乳管, 通过一个小孔向乳头开放。乳晕深处,每根导管都有一个扩张的部分,称为乳窦,乳汁可以在其中积聚并留在哺乳期的母亲体内。在收缩运动中起重要作用的细胞称为肌上皮细胞,它存在于腺体中并协助分泌液体。乳头和乳晕是乳房较暗的区域,乳头不含脂肪、毛发或汗腺。在乳房组织中有大量平滑肌纤维,它们可以帮助乳头在受到刺激时变得直立。在青春期,乳头和乳晕中的色素增多,乳头变得更加突出。乳晕内表面有一

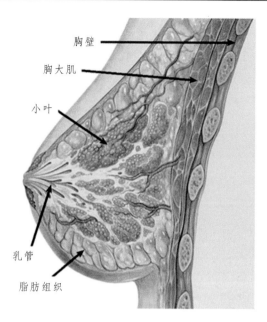

图 1.1　女性乳房的内部结构。(见彩图)

些小的隆起,这是由皮脂腺、汗腺和特殊的乳腺组成(通常称为蒙哥马利腺)。在怀孕期间,这些皮脂腺增大,并可以分泌一种油性润滑剂。

图 1.2 显示了女性乳房的动脉供应[13]。动脉将富氧的血液从心脏输送到胸部和乳房,而静脉则将脱氧的血液带回心脏。乳房的动脉供应来自胸内动脉、胸外侧动脉和胸肩峰动脉。

## 1.3　什么是乳腺癌?

当乳腺中的细胞增殖无法控制时被称为乳腺癌,乳腺中不同细胞受到影响决定了不同类别的乳腺癌。乳腺的 3 个主要部分是小叶、导管和结缔组织。小叶的功能为生产乳汁,而导管作为同道将乳汁输送到乳头,结缔组织将这些结构包裹并结合在一起。大多数癌症发生在小叶或导管中,也可以通过血管扩散到身体的其他器官。最常见的乳腺癌类型如下[14]。

- **浸润性导管癌**:在这类癌症中,癌细胞在导管外生长。
- **浸润性小叶癌**:在这类癌症中,癌细胞在小叶外生长。

还有其他类型的乳腺癌,如髓样癌、黏液癌和炎性乳腺癌。不同的患者会有不同的症状,有的也可能没有任何症状。乳腺癌常见症状或体征如下[15]。

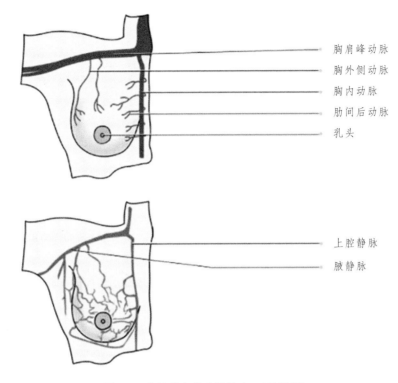

图 1.2　女性乳房的动脉供应。(见彩图)

- 乳房或腋下出现新的肿块。
- 乳房任何部位的皮肤增厚或肿胀。
- 乳房皮肤的炎症或凹陷。
- 乳头或乳房部位出现皮肤红肿。
- 乳头内陷或乳头部位疼痛。
- 非母乳性的乳头溢液,或血液溢液。
- 乳房大小或形状的变化。
- 乳房部位疼痛。

## 1.4　乳腺癌的风险因素

　　能够增加乳腺癌患病概率的因素称为风险因素,但是有一个风险因素并不意味着你有可能得这种病。乳腺癌的发生有不同的原因,风险因素是无法改变的,如变老或基因组的改变。

　　年龄增加是导致乳腺癌的最主要因素[16]。研究表明,乳腺癌多见于 50 岁以上的女性,有些女性在没有任何症状的情况下也会发生乳腺癌。虽然大多数女性都有一些风险因素,但并非所有女性都是易感人群。

乳腺癌的风险因素主要与生活方式、遗传等有关。下一节将详细介绍每个风险因素。

## 1.4.1 常见风险因素

乳腺癌的常见风险因素如下[16,17]。

- **女性**:这是乳腺癌的决定性因素。男性也可能得乳腺癌,但这种疾病在女性中更常见。

- **年龄**:女性年龄越大,患乳腺癌的风险就越高。与年轻女性相比,55 岁以上的女性更容易患乳腺癌。

- **某些遗传基因变化**:约 10%的乳腺癌病例是由父母遗传的基因引起的。BRCA1 或 BRCA2 基因的遗传突变是遗传性乳腺癌的主要病因,这些基因的突变会导致细胞异常生长,从而导致癌症。ATM、TP53、CHEK2、PTEN、CDH1、STK11 和PALB2 等其他基因的突变也可能导致乳腺癌。

- **乳腺癌家族史**:有乳腺癌家族史的妇女患病风险更高,但乳腺癌患者并不一定都有家族史。如果母亲、姐妹或女儿这类近亲患乳腺癌,那患病率几乎翻倍。如果父亲或兄弟患有乳腺癌,那也可能有更高的患病率。据统计,约 15%的乳腺癌女性具有家族史。

- **有乳腺癌个人病史**:乳腺癌患者的对侧乳腺或同侧乳腺的其他部分罹患新癌的风险更高。虽然总体风险较低,但患乳腺癌的年轻女性其风险仍然很高。

- **种族和民族**:尽管差距在逐年缩小,但白种女性患乳腺癌的可能性略高于非裔美国人。在 45 岁以下的女性中,非裔美国女性罹患乳腺癌更为常见,而且她们在任何年龄的死亡风险更高。亚裔、西班牙裔和美洲土著女性患乳腺癌的风险较低。不同人群患乳腺癌的风险也因乳腺癌的类型而异,例如,非裔美国女性患三阴性乳腺癌的可能性更低。

- **身高**:许多研究发现,高个子女性比矮个子女性患乳腺癌的风险更高。其原因尚不清楚,但可能与影响早期生长的因素有关,如营养、激素生长和(或)遗传因素。

- **乳房组织致密**:乳房由脂肪组织、纤维组织和腺体组成。当乳房有更多的腺体和纤维组织而脂肪组织较少时,乳腺在钼靶片上显得更密集,这类有致密乳腺的女性患病风险是平均密度的女性的 1.5~2 倍。不幸的是,致密的乳腺组织也使得在钼靶片上鉴别癌症更加困难。有几个因素可以影响乳房密度,如年龄、更年期状况、某些药物的使用、怀孕和遗传等。

● **某些良性乳腺疾病**:被诊断为某些乳腺疾病的女性罹患乳腺癌的风险更高,其中一些疾病与乳腺癌的关系尤为密切。医生通常将良性乳腺疾病分为三类,包括:

(a)**非增生性病变**:这类病变几乎不增加乳腺癌的患病风险,即使有影响,风险也是很低的。

(b)**无非典型增生性病变**:在这种情况下,乳腺导管或小叶中有细胞过度生长,但细胞看起来并不十分异常。这种情况轻度增加了女性患乳腺癌的风险。

(c)**非典型增生性病变**:在这种情况下,乳腺组织导管或小叶中的细胞过度生长,不再正常,此时女性患乳腺癌的风险是正常女性的4~5倍。如果一个女性有乳腺癌家族史,并且有乳腺增生或非典型增生病变,那她就是高风险者。

● **月经初潮早**:因为月经初潮早而月经周期多的女性患乳腺癌的风险略高。风险的增加可能是由于长期接触雌激素和孕激素所致。

● **绝经期晚于55岁**:由于绝经期较晚(55岁之后)而有更多月经周期的女性的风险略高。风险的增加可能是因为她们一生中接触雌激素和孕激素的时间更长。

● **胸部放射治疗**:年轻时,因另一种癌症接受胸部放射治疗的女性,患乳腺癌的风险显著增高,这种风险取决于她们的年龄和她们暴露于辐射的时间。对于那些在青少年时期或年轻时就接受过辐射的女性来说,由于其乳房在发育过程中,因此患病风险更高。更大年龄的女性(40~45岁后)接受放疗时,不会增加患乳腺癌的风险。

● **接触己烯雌酚(DES)**:从20世纪的40年代到70年代初,一些孕妇服用了一种名为DES的类雌激素药物,人们认为,这会降低她们流产的概率。但这也增加了罹患乳腺癌的风险。在怀孕期间服用DES的妇女同样有着高患病风险。

## 1.4.2　与生活方式相关的风险因素

与生活方式有关的乳腺癌风险因素如下[16,17]。

● **饮酒**:酒精(乙醇)会增加患乳腺癌的风险,这种风险随着饮酒量的增加而增加。与不喝酒的女性相比,每天喝一杯酒的女性患乳腺癌风险略有增加,而每天喝两三杯酒的女性患病风险比不喝酒的女性高出20%左右。酒精还会增加患其他癌症的风险。

- **超重或肥胖**：绝经后超重或肥胖会增加患乳腺癌的风险。在更年期之前，卵巢是雌激素的主要来源，而脂肪组织只占雌激素总量的一小部分。绝经后，女性的雌激素大部分来自脂肪组织。绝经后脂肪组织增多会提高雌激素水平，增加患乳腺癌的概率。另外，超重的女性血液中胰岛素水平往往更高，高胰岛素水平与乳腺癌及其他癌症有关。绝经后女性的患病风险比超重的成年妇女更高，而绝经前患者的患病风险比肥胖患者更低。美国癌症协会[1]建议大家在一生中保持健康的体重，通过平衡食物摄入量和体育活动来避免体重过多增加。

- **不参加体育活动**：越来越多的证据表明，经常参加体育活动可降低患乳腺癌的风险，尤其是绝经后妇女。但需要参加多少体育活动仍存争议：一些研究发现，尽管运动越多越好，但一周维持几个小时的运动也有助于降低风险。体育锻炼究竟如何降低患乳腺癌的风险目前还不清楚，但这可能是由于它对体重、炎症、激素和体能平衡的影响。美国癌症协会[1]建议成年人每周至少进行150分钟的中等强度或75分钟的高强度活动，并且最好在一周内平均完成。

- **未生育**：30岁以后生育或没有生育的妇女患乳腺癌的风险略高，多次怀孕和早孕可降低患乳腺癌的风险。不过，怀孕对于乳腺癌风险的影响是复杂的。例如，生育后的头10年患乳腺癌的风险更高，尤其是罹患激素受体阴性的乳腺癌。随着时间的推移，这个风险会逐渐降低。

- **非母乳喂养**：母乳喂养可能会稍微降低患乳腺癌的风险，特别是对于母乳喂养持续一年或更长时间的女性。当然，尤其是在美国这样的国家，母乳喂养这么长时间并不常见，因此这方面的研究还比较少。一种可能的解释是母乳喂养减少了女性一生的月经周期总数，从而降低了患病风险。

- **节育**：一些通过使用激素的节育方法可能会增加乳腺癌的患病风险。大多数研究发现，使用口服避孕药的女性比从未使用过的女性患病风险略高，不过停药后，这种风险就会在10年内恢复正常。黄体酮是一种注射用孕激素，避孕时需要每3个月注射一次。有些研究发现，使用避孕针的女性患病风险增加了，但其他研究没有发现风险增加。从理论上讲，各种避孕方法和装置，如避孕植入物、宫内节育器、皮肤贴片和阴道环，包括常用的激素等，都会加速乳腺癌的进展。

- **绝经后激素疗法**：雌激素疗法在临床上用于缓解更年期症状、预防骨质疏松已经多年，这种疗法有各种各样的名称，如绝经后激素疗法、激素替代疗法和更年期激素疗法等，这些治疗均会增加患乳腺癌的风险。

- **隆胸**：隆胸并不增加常见类型乳腺癌的患病风险，但它与一种罕见的非霍奇金淋巴瘤有关,称为乳腺植入物相关间变性大细胞淋巴瘤(BAI-ALCL)。这种淋巴瘤可在植入物周围的瘢痕组织中形成,经常发生在植入物的纹理表面,而不是光滑的表面。如果 BAI-ALCL 确实发生在植入物后,它可以表现为肿块、植入物附近的肿胀、疼痛或出现液体积聚,还会出现乳房大小或形状的改变等。

### 1.4.3　具有争议的风险因素

研究表明,有相当多的风险因素与乳腺癌有关。在某些情况下,有些因素会直接引发乳腺癌。一些具有争议的乳腺癌风险因素如下[17]。

● **止汗剂**:一些人认为止汗剂中的化学物质会通过腋下皮肤吸收,从而干扰正常的淋巴循环,导致毒素在乳腺内积聚,形成乳腺癌。

● **胸罩**:一些人认为胸罩通过阻碍淋巴流而导致乳腺癌,但这种说法没有很好的科学或临床依据[17]。2014 年,一项纳入 1500 多名女性的研究发现,戴胸罩与乳腺癌之间没有关联。

● **人工流产**:一些研究[17]提供了非常有力的数据,表明人工流产和自然流产并不会导致乳腺癌的发生。

### 1.4.4　不明确的风险因素

目前,对于这些不明确的风险因素是如何影响乳腺癌的,目前尚不清楚[17]。这些风险因素如下[17]。

● **饮食和维生素**:饮食与乳腺癌风险之间的关联尚不明确。一些研究[1]表明饮食并不增加患病风险,而其他研究发现饮食会影响乳腺癌的患病风险。一些针对美国女性的研究中,并未发现高脂肪饮食与乳腺癌之间的关联,尽管一些研究发现高脂肪饮食可能导致乳腺癌死亡风险增加[1,17]。关于体内维生素水平对患病风险的研究结果也不一致[1]。到目前为止,还没有强有力的证据表明服用维生素可以降低患乳腺癌的风险[1,17]。

● **环境中的化学物质**:已经有大量的研究探索环境对于乳腺癌患病风险的可能影响[1,17],但目前还没有数据显示乳腺癌和接触的化学物质之间存在明显关联,不过,证实这种关联性确实存在很大困难[1,17]。

● **吸烟**:一些研究发现,长期大量吸烟可能增加乳腺癌的患病风险。一些研究发现,在生育前即开始吸烟的女性,其患病风险最高[1,17]。

● **夜班工作**:几项研究表明,像夜班护士这类经常值夜班的女性,乳腺癌的风险可能增加。一些研究人员认为,这可能是由于一种受光照影响的激素——褪黑素水平的变化导致的。其他激素对乳腺癌的影响也正在研究中[1,17]。

## 1.5    乳腺癌的预防

遗憾的是,目前并没有明确的方法来预防乳腺癌[17]。有一些预防措施可能会降低患病风险,但更多风险因素是无法控制的,如性别、年龄等。其他可以控制的风险因素可能会降低患病风险。对于那些乳腺癌患病风险高的女性来说,可以通过一些额外的措施降低患病风险。各种预防方法列举如下[17]。

● **健康的体重**:绝经后的女性体重增加会增加乳腺癌的患病风险,美国抗癌协会[1]建议女性在一生中保持健康的体重,通过平衡食物摄入量和体育活动来避免体重增加过多。

● **进行体育锻炼**:许多研究表明,适度或剧烈的体育锻炼可以降低乳腺癌患病风险,因此定期进行体育锻炼很重要。美国抗癌协会[1]建议成年人每周至少进行150 分钟的中等强度或 75 分钟的高强度活动,并且最好在一周内平均进行。

● **少量饮酒或不饮酒**:酒精会增加乳腺癌的患病风险,即使是低水平的酒精摄入也会增加患病风险。美国抗癌协会[1]建议女性每天饮酒不超过一杯。一杯是指:12 盎司的啤酒,或 5 盎司的葡萄酒,或 1.5 盎司的 80 度蒸馏酒(1 盎司=29.57毫升——译者注)。

● **其他可能降低风险的因素**:至少几个月的母乳喂养也可能降低乳腺癌风险。为了避免激素治疗对乳腺癌的影响,对于更年期患者,建议可以选择非激素治疗来减少更年期症状。

● **遗传咨询和检测**:如果有理由认为自己会有遗传基因改变,建议找医生进行遗传咨询,了解是否需要接受相关检测。如果接受检测并发现基因改变,可以考虑以下选项来降低患乳腺癌的风险。

● **密切观察**:对于不想吃药或做手术的高危女性,可以密切观察,包括增加就医频次、开展乳腺癌早筛、乳腺磁共振检测等来实现。

● **服用降低乳腺癌风险的药物**:一些处方药可用于帮助某些高危女性降低乳腺癌患病风险。

● **预防性手术**:对于一小部分极高危女性(如 BRCA 基因突变),可以考虑乳腺预防性切除。卵巢是体内雌激素的主要来源,也可以考虑切除卵巢来降低风险。特别注意的是,虽然手术可以降低乳腺癌的患病风险,但它是不能消除乳腺癌的,而且它有很多副作用,因此需要谨慎选择。

# 参考文献

1. What is cancer? American Society of Cancer. Web link: https://www.cancer.org/cancer-basics/what-is-cancer.html. Last Access: February, 2020.
2. History of Cancer, American Society of Cancer. Web link: https://www.cancer.org/cancer-basics/history-of-cancer/references.html. Last Access: February, 2020.
3. Hajdu, S. I. (2011). A note from history: Landmarks in history of cancer, Part 1. *Cancer, 117*(5), 1097–1102.
4. Hajdu, S. I. (2011). A note from history: Landmarks in history of cancer, Part 2. *Cancer, 117*(12), 2811–2820.
5. Hajdu, S. I. (2012). A note from history: Landmarks in history of cancer, Part 3. *Cancer, 118*(4), 1155–1168.
6. Hajdu, S. I. (2012). A note from history: Landmarks in history of cancer, Part 4. *Cancer, 118*(20), 4914–4928.
7. Hajdu, S. I., & Darvishian, F. (2013). A note from history: Landmarks in history of cancer, Part 5. *Cancer, 119*(8), 1450–1466.
8. Hajdu, S. I., & Vadmal, M. (2013). A note from history: Landmarks in history of cancer, Part 6. *Cancer, 119*(23), 4058–4082.
9. Sudhakar, A. (2009). History of cancer, ancient and modern treatment methods. *Journal of Cancer Science & Therapy, 1*(2), 1–4.
10. Fritz, A., Percy, C., Jack, A., Shanmugaratnam, K., Sobin, L. H., et al. (2000). In A. Fritz et al. (Eds.), *International classification of diseases for oncology* (3rd ed.). World Health Organization. https://apps.who.int/iris/handle/10665/42344
11. Milestones in Cancer Treatment. CureToday. (2020). Web link: https://www.curetoday.com/search?keywordTerm=Milestones+in+cancer+treatment. Last Access: March, 2020.
12. Breast. Web link: https://en.wikipedia.org/wiki/Breast. Last Access: February, 2020.
13. Mobeen, A., & Manzoor, T. (2014). *Efficacy of combined mammographic and sonographic evaluation of both dense and fatty breast* (p. 11). Lahore, Pakistan: FMH College of Medicine and Dentistry Shadman.
14. What is Breast Cancer? Web link: https://www.cdc.gov/spanish/cancer/breast/basic_info/what-is-breast-cancer.htm. Last Access: March, 2020.
15. What are the symptoms of breast cancer? Web link: https://www.cdc.gov/spanish/cancer/breast/basic_info/symptoms.htm. Last Access: March, 2020.
16. What are the risk factors for breast cancer? Web link: https://www.cdc.gov/spanish/cancer/breast/basic_info/risk_factors.htm. Last Access: March, 2020.
17. Breast Cancer Risk and Prevention. Web link: https://www.cancer.org/cancer/breast-cancer/risk-and-prevention.html. Last Access: March, 2020.

# 第 **2** 章
# 乳腺癌的类型、诊断和治疗

在第 1 章中，我们讨论了关于乳腺癌的基础信息，包括乳房的解剖、乳腺癌，以及乳腺癌的风险因素和预防。在本章中，我们将讨论乳腺癌的分期、类型和治疗方法。乳腺癌的相关资料可从互联网、癌症相关机构和当地医疗机构获取[1-5]。

## 2.1 乳腺癌的分期

一旦患者被诊断出患有某种类型的肿瘤或乳腺肿瘤，医生首先会通过确定肿瘤的分期来判断肿瘤的进展程度。明确肿瘤的分期是治疗的前提。美国癌症联合委员会(AJCC)发布了乳腺癌分期指南。肿瘤的分期取决于 TNM 分期系统。肿瘤的 TNM 分期中，(T)代表原发肿瘤大小，(N)代表淋巴结的状态，(M)代表远处转移。2018 年以后，此系统纳入了更多的指标，如肿瘤的组织学分级、各种指标的状态、雌激素和孕激素水平、是否绝经，以及患者的全身状态等。根据这些指标，乳腺癌被分为如下几期：0 期、1 期、2 期、3 期和 4 期。这些分期的详细标准将在下一小节中描述。

### 2.1.1 0 期和 1 期

肿瘤的大小和起源部位决定了乳腺癌的分期。0 期定义为原位癌(CIS)。"癌"的意思是"癌症"，而"原位"的意思是"在病变起源的地方"。"原位癌"有三种类型，即导管原位癌(DCIS)、小叶原位癌(LCIS)和乳头 Paget 病。

在 DCIS 中，乳管中可见肿瘤细胞，而在 LCIS 中，肿瘤细胞生长在小叶中。在 0 期乳腺癌中，肿瘤细胞没有从乳腺导管或小叶扩散到周围的组织。这种类型的乳腺癌很容易治疗，但如果不治疗就会扩散到周围的组织。1 期乳腺癌表现较为明显，但它仍局限在病变起源的区域。根据肿瘤大小和受累淋巴结状态的不同，1

期乳腺癌分为 1A 期和 1B 期。如果肿瘤组织小于 2cm 且未累及淋巴结,为 1A 期乳腺癌。在 1B 期,淋巴结有小簇的癌细胞浸润,约米粒大小。与 0 期乳腺癌类似,1 期乳腺癌很容易诊断和治疗。

## 2.1.2　2 期

在 2 期乳腺癌中,肿瘤浸润淋巴结或浸润乳腺周围引流淋巴结。2 期又可分为 2A 期和 2B 期。该分期取决于肿瘤的大小和受累淋巴结状态。2A 期乳腺癌的诊断依据如下:①受累的腋窝淋巴结少于 4 个,且这些淋巴结尚未被肿瘤完全浸润;②肿瘤大小小于 2cm,受累的腋窝淋巴结少于 4 个;③肿瘤的大小为 2~5cm,未累及淋巴结。2B 期乳腺癌的诊断依据如下:①肿瘤大小为 2~5cm,肿瘤累及少于 4 个腋窝淋巴结;③肿瘤大小大于 5cm,但未累及腋窝淋巴结。

## 2.1.3　3 期

3 期肿瘤不再局限于局部,肿瘤浸润周围淋巴结和肌肉,但未向其他脏器转移。此期乳腺癌为进展期,又分为 3A 期、3B 期和 3C 期。根据肿瘤大小和淋巴结及周围组织的受累程度来区别。其特点是:肿瘤可以是任何大小和累及周围 4 个或 4 个以上但不超过 9 个淋巴结,或肿瘤大于 5cm 和周围淋巴结存在癌结节、累及腋下或胸骨旁淋巴结。

如果任何大小的肿瘤细胞已经侵及乳房皮肤或胸壁,有肿胀、炎症或溃疡的迹象,即为 3B 期乳腺癌。3B 期乳腺癌也可能超过 9 个转移淋巴结。3C 期乳腺癌的特征描述如下:①没有在乳房发现肿瘤或肿瘤可以是任意大小,和肿瘤可能侵及胸壁或乳房皮肤肿胀,炎症或溃疡,还可能转移 10 个或 10 个以上的腋窝淋巴结;②乳腺内未发现肿瘤或任何大小的肿瘤,并在延伸至锁骨区域的淋巴结中发现肿瘤细胞;③乳房内未发现肿瘤或任何大小的肿瘤,腋下和胸骨旁淋巴结中发现有肿瘤细胞。3C 期乳腺癌又分为可治疗型和不可治疗型。在肿瘤无法治愈的阶段,单纯的手术是不足以治愈肿瘤的。

## 2.1.4　4 期

是指肿瘤已转移到其他器官,如大脑、肺、骨骼等的晚期癌症。肿瘤在癌症的这个阶段是无法治愈和治疗的。由于现代医疗技术的发展,许多治疗方法已被开发出来,可以延长患者的生命数年。

## 2.2 乳腺癌类型

乳腺癌分为导管原位癌、浸润性导管癌、炎性乳腺癌、转移性乳腺癌等多种类型[1]。这些类型乳腺癌的详细信息将在以下小节中描述。

### 2.2.1 乳腺导管原位癌(DCIS)

这种非浸润性癌见于乳导管内。异常细胞并未从导管外扩散到乳腺的其他组织。这是一种 0 期乳腺癌,很容易治疗,但如果不治疗,它就会扩散到乳房的其他组织。

### 2.2.2 浸润性导管癌(IDC)

在该类型乳腺癌中,肿瘤细胞在乳腺导管内形成,然后扩散至乳腺周围组织。这些癌细胞也可以扩散到身体的其他器官。这是最常见的乳腺癌类型,在 100 例确诊的乳腺癌病例中,有 70~80 例发生。这种类型的乳腺癌也是男性乳腺癌的最常见类型。

### 2.2.3 三阴性乳腺癌

这种类型的乳腺癌是最常见的肿瘤受体如雌激素、孕激素和促进肿瘤生长的HER2/neu 受体不表达。这意味着肿瘤细胞的检测在 HER2、雌激素和孕激素的各种激素实验室检测中呈阴性。化疗被广泛用于这类乳腺癌的治疗。这种类型的肿瘤在确诊的乳腺癌病例中占 10%~20%。这种类型的肿瘤主要发生在年轻女性、非裔美国人、西班牙裔和(或)BRCA1 基因突变的人。这种类型的肿瘤更具有侵略性,也更难治疗。

### 2.2.4 炎性乳腺癌(IBC)

IBC 是一种快速生长的乳腺癌,肿瘤细胞浸润乳腺的皮肤和淋巴管。在这种类型的癌症中,在乳房内没有明显肿瘤或肿块可以感觉到且孤立存在。当淋巴管被癌细胞阻塞时,这种癌症的症状就会出现。症状包括:①出现皮疹或小的持续性瘙痒;②乳房红肿和发热;③胸部皮肤看起来像橘子皮;④乳头发生改变,如乳头内翻、变平或凹陷。这种类型的乳腺癌被分类为 3 期癌症,由医生根据专业经验和活检明确诊断。各种治疗方法,如手术、放疗、化疗、激素治疗等,都可以用于治疗这类乳腺癌。

## 2.2.5 转移性乳腺癌(MBC)

MBC 是指已转移至肺、肝、骨、脑等其他器官的 4 期乳腺癌。癌细胞的扩散通过以下一个或多个步骤发生：①癌细胞侵入附近的正常细胞；②癌细胞浸润附近淋巴管或血管壁；③乳腺癌的癌细胞通过淋巴系统和血液转移到身体的其他器官；④癌细胞停留在毛细血管的远端，然后增殖并迁移到周围组织；⑤癌细胞在新的部位形成小肿瘤。这种类型乳腺癌的症状可能会有所不同，这取决于乳腺癌已经扩散了多远，以及新生长的癌细胞已经侵入了哪种组织。

## 2.2.6 其他类型乳腺癌

除了最常见的导管原位癌(DCIS)，在人体中还有其他几种类型的乳腺癌。

### 2.2.6.1 髓样癌

髓样癌占所有乳腺癌类型的 3%~5%。这种类型的肿瘤可以在乳腺钼靶中看到，但并不总是像一个肿块，有时像乳房组织的海绵状变化。

### 2.2.6.2 管状癌

约占所有乳腺癌诊断的 2%。在显微镜下，管状癌细胞具有独特的管状结构。它通常是通过乳腺钼靶检查发现的，是一组像乳房组织的海绵状细胞，而不是肿块。这种类型的乳腺癌通常发生于 50 岁以上的女性，通常对激素治疗有很好的反应。

### 2.2.6.3 黏液性癌(胶体性)

黏液性癌占所有乳腺癌的 1%~2%。主要的分化特征是产生黏液和无法明确定义的细胞。多数病例预后良好。

### 2.2.6.4 乳腺或乳头 Paget 病

乳头 Paget 病(也称为乳腺 Paget 病)是一种罕见的癌症，影响乳头皮肤，通常是乳晕，即乳头周围的深色皮肤圈。大多数在乳头上有明显 Paget 病的患者在同一个乳房内也有一个或多个肿瘤，一般是导管原位癌或浸润性乳腺癌。Paget 病首诊经常被误诊，初始症状很容易与其他疾病混淆，如更常见的累及乳头的皮肤问题。像所有的乳腺癌一样，Paget 病的预后取决于各种因素，包括是否存在浸润性癌，以及是否已经扩散到周围淋巴结。

## 2.3　乳腺癌的早期发现

根据美国癌症协会的数据,早期发现乳房中的肿瘤细胞,5 年生存率为 99%。早期检测方法包括每月乳腺自检、临床乳腺检查和乳腺钼靶检查。大多数人都有乳腺癌的初始症状和体征;然而,这些症状的存在并不意味着这个人就患有乳腺癌。通过每个月进行乳房自检,你将能够更容易地发现乳腺癌的变化。

### 2.3.1　乳腺癌的基本症状和体征

乳腺癌的基本症状和体征如下。

**1.乳房或乳头改变**

–乳房或腋下区域或附近有乳头压痛或肿块或增厚。

–皮肤质地的改变或乳房皮肤毛孔的扩大。

–胸部有个肿块。

**2.乳房或乳头外观的变化**

–乳房大小或形状的任何无法解释的变化。

–胸部任何地方有"凹陷"。

–不明原因的乳房肿胀(尤其是一侧乳房)。

–不明原因的乳房萎缩(尤其是一侧乳房)。

–最近乳房不对称(虽然女性通常有一个乳房比另一个乳房略大,如果是最近开始的,那就应该检查一下)。

–乳头轻微内陷。

–乳房、乳晕或乳头的皮肤脱屑、发红或肿胀,或有类似橘子皮的隆起或凹陷。

**3.任何乳头分泌物**

同样重要的是,当一个妇女未哺乳时出现乳白色分泌物应该寻找医生检查,尽管它可能与乳腺癌没有关系。让你的医生知道是何种乳头分泌物,清亮的、血性的或乳汁样。

### 2.3.2　乳房疼痛

乳房疼痛是指乳房或腋下部位的任何不适、压痛或疼痛,可能有多种发生原因。一般来说,乳房疼痛不是乳腺癌的征兆。

### 2.3.3　乳腺囊肿

乳腺中的囊肿可能感觉像一个肿块,但经检查,肿块是一个小的、充满液体的囊,而不是癌或良性肿块。可能有一个或多个囊肿同时出现。

### 2.3.4　乳房自检

乳腺癌是无法预防的, 但是可以采取三个重要的步骤来帮助更早地发现它。所有年龄的成年女性都鼓励至少每个月进行一次乳房自检。约翰·霍普金斯医学中心指出:"40%诊断的乳腺癌是女性自己发现有肿块的,因此建立定期乳房自检的好习惯是非常重要的。"乳腺钼靶检查可以帮助女性在感觉到肿块之前就发现癌症,乳房自检可以帮助女性熟悉乳房的外观和感觉,所以如果有任何变化,可以咨询医疗专业人员。以下为乳房自检的几种方法。

- **淋浴时**:用中间的三根手指的平面,分别轻、中、重地按压整个乳房和腋窝区域。每个月检查双乳,感觉有无肿块、增厚、硬结或其他乳房变化。
- **在镜子前**:双臂自然放在身体两侧,目视检查自己的胸部。接下来,把你的手臂举过头顶。看看轮廓有没有变化,有没有肿胀,有没有皮肤凹陷,或者乳头有没有什么变化。接下来,将双手手掌放在你的臀部,用力按压,以屈曲你的胸部肌肉。左右乳房并不完全对称,很少有女性的乳房完全对称,所以要看有没有凹陷、皱褶或变化,尤其是一侧的乳房。
- **平躺**:当平躺时,乳腺组织沿胸壁均匀展开。在你的右肩下放一个枕头,右臂放在头后。用你的左手,移动你的掌心,在你的右乳房轻轻覆盖整个乳房区域和腋窝。使用轻、中、重的压力。挤压乳头,检查有无分泌物和肿块。重复以上步骤检查左乳房。

### 2.3.5　临床检查

临床乳腺检查是由经过培训的、能够识别多种不同类型异常和危险信号的保健专业人员进行的。这种上门检查很可能是由你的家庭医生或妇科医生在你的年度体检中完成的,而乳房自检则是每个女性都应该每个月在家做一次的。

- **皮肤和组织的视觉检查**:在临床乳房检查中,医务人员检查你的乳房外观。你可能会被要求将手臂举过头顶,或放于身体两侧,或双手抵住臀部。这些姿势可以让医务人员发现你的乳房大小和形状的差异。检查乳房上的皮肤是否有皮疹、凹陷或其他异常迹象。检查乳头,当轻轻按压时,是否有乳头溢液。

● **手动检查异常体征或肿块**：医务人员使用手指指腹，检查整个乳房、腋下和锁骨区域的任何肿块或异常。值得注意的是，一些女性的乳房组织似乎充满了微小的纤维性肿块或条索，称为纤维囊性乳房。整体肿块样组织是医生关注的东西，但可能与癌症无关。医生正在检查的一个可疑的肿块，通常在任何人能在乳房组织中摸到它之前只有豌豆大小。检查先从一边进行，然后再进行另一边。医务人员还会检查乳房周围的淋巴结，看它们是否肿大。

● **任何可疑区域的评估**：如果发现肿块，医务人员会记录其大小、形状和质地，检查肿块是否容易活动。良性肿块通常感觉上与癌性肿块不同，但任何发现的肿块都可能需要进一步的检查。如果肿块看起来柔软、光滑、圆形且可移动，那么很可能是良性肿瘤或囊肿。如果肿块坚硬、形状不规则，而且感觉紧紧地附着在乳房内，那就有可能是癌症，但还需要进一步的检查来诊断。

● **临床乳房检查的价值**：临床乳房检查是早期筛查的重要组成部分。大多数肿块是通过乳房自检发现的，但有经验的专业人士可能会注意到一些患者没有注意到的可疑的地方。

## 2.3.6　乳腺钼靶检查

乳腺钼靶检查是一种 X 线检查，有资格的专家用其检查乳房组织的任何可疑区域。乳房暴露在小剂量的电离辐射下，产生乳房组织的图像。乳房 X 线检查通常可以在摸到肿瘤之前就显示出乳房病变。该检查也可以显示微小的钙簇，称为微钙化。肿块或斑点可能是由癌症、脂肪细胞或囊肿等其他疾病引起的，需要进一步的检查来发现是否存在肿瘤细胞。40 岁以上的女性应该每一两年做一次乳房 X 线检查。年龄小于 40 岁的女性有乳腺癌风险因素的，应该询问她们的保健专业人员是否建议做乳房 X 线检查及多久做一次。即使没有乳腺癌症状和已知风险的女性也应该定期进行乳房 X 线检查，以帮助尽早发现潜在的乳腺癌。

# 2.4　乳腺癌的诊断

乳腺癌可以通过多种实验室检查如乳腺钼靶、超声、MRI 和活检等来诊断。

## 2.4.1　诊断性乳腺钼靶

乳腺钼靶是乳房的 X 线片。虽然乳腺钼靶通常是由医生用于筛查没有明显症状的女性是否患有乳腺癌，但诊断性乳腺钼靶是在筛查性钼靶检查发现可疑或有乳腺癌迹象时提醒医生进一步检查使用的。其临床表现可能是肿块、乳房疼痛、乳头溢液、乳房皮肤增厚，以及乳房大小或形状改变。

诊断性乳腺钼靶可以帮助确定这些症状是否预示着癌症的存在。与简单的X线检查相比，诊断性乳腺钼靶检查使用专门的成像技术提供了更详细的乳房X线检查。乳腺钼靶检查乳房的能力取决于肿瘤的大小、乳腺组织的密度，以及放射科医生阅读乳房X线片的技能。乳腺钼靶检查很容易发现老年妇女的乳腺肿瘤，而50岁以下的妇女则不太可能发现乳腺肿瘤。这种情况的出现是因为年轻女性的乳腺组织密度更大，在乳房X线片上呈白色。

### 2.4.2    超声

乳腺超声是一种使用穿透性声波的扫描过程，不影响或损害乳房组织。乳房组织通过使超声波发生折射，产生回声，计算机利用回声描绘出乳房组织内部的情况。液体与固体的超声表现是不同的。超声波产生的详细图像称为"超声图"。当肿块大到很容易摸到时，超声波是有帮助的，图像可以用来进一步评估异常。乳腺超声可以提供证据，以确定肿块是实性肿块、充满液体的囊肿，还是两者的结合。虽然囊肿通常不是癌，但实性肿块可能是肿瘤。医生也使用超声测量肿块的确切大小和位置，并进一步观察周围组织。

### 2.4.3    MRI

MRI有助于更好地诊断乳腺癌。如果初步检查无法确定是否为乳腺癌，医生建议进行乳腺MRI检查，以评估疾病的程度。在乳腺磁共振成像中，一个与电脑相连的磁铁将磁能和无线电波(不是辐射)通过乳房组织传送。它会扫描组织，对乳房内的区域进行详细的成像。这些图像帮助医疗团队区分正常的和病变的组织。

### 2.4.4    组织活检

组织活检是一种从乳房可疑区域取出部分乳房组织或体液的检查。取出的细胞在显微镜下进行检查，并进一步检测是否存在乳腺癌。活检是唯一的确诊检查，可以确定可疑区域是否是癌。活组织检查有三种类型，即细针穿刺活检、空芯针穿刺活检和手术活检。活检可以明确肿瘤的外观、大小、在乳房上的位置，帮助更好地诊断乳腺癌。

活检完成后，病理学家在显微镜下检查组织或体液样本，寻找异常或癌细胞。

完整的活检报告会发送给医生,标明可疑为癌的区域,并提供完整的图像。医生看完报告后,如有必要,会给患者提供一些治疗方案。活检报告会包含如下内容。

- 没有发现癌细胞(意味着肿块中的细胞是良性的),但医生可能会给出一些治疗建议。
- 发现了癌细胞,医生可能会建议进一步治疗。
- 在手术活检的情况下,检查结果包含肿瘤的类型、分级、激素受体状态,以及周围正常组织与已切除肿瘤之间的距离。正如我们之前提到的,这个切缘提示了该部位是否有癌细胞。①阳性切缘意味着癌细胞存在于肿瘤边缘。在切缘呈阳性的情况下,癌细胞已经浸润到周围区域以外。②切缘阴性或切缘干净提示切缘处无肿瘤细胞。这意味着在肿瘤边缘已经没有了癌细胞。③近缘是指癌细胞与周围正常组织之间的距离小于约 3mm(0.118 英寸)。

## 2.4.5 实验室检查

如果患者被诊断为乳腺癌,那么医生可能会建议进行一些额外的实验室检查,以帮助确诊癌症。最常见的实验室检查是激素受体检查和 HER2/neu 检查。这些检查的结果可以让我们了解哪种治疗方法对这些肿瘤或细胞有效。

### 2.4.5.1 激素受体检测

激素受体是位于细胞表面或细胞内的一种特殊蛋白。这种受体与女性雌激素和孕激素结合,在血液中转运。一旦结合,这种激素就会向细胞发出信号,开始生长和增殖。许多乳腺癌细胞含有大量的激素受体。当激素受体存在时,雌激素和(或)孕激素会促进癌细胞的生长。这种激素依赖性癌症通常对激素治疗反应良好,这与激素替代疗法(HRT)不同。如果既不存在雌激素受体(ER)也不存在孕激素受体(PR),这种癌症被认为是"激素受体阴性",激素治疗可能无效。

激素受体检测通常被推荐用于浸润性乳腺癌患者。如果医生要求进行此项检查,患者可能需要在获得乳腺组织样本前一段时间停止服用任何激素。通常样本来自组织活检,但也可以对乳房切除术中切除的组织进行检测。

实验室通常会对乳腺组织样本使用一种特殊染色,以确定是否存在激素受体,即"免疫组化染色试验"或"免疫组化"(IHC)。检查结果将被包含在病理学报告中交给医生。如果癌症被认为是"雌激素受体阳性"(ER+),则它的细胞有雌激素受体。这意味着癌细胞可能会接收雌激素的信号来促进生长。大约 2/3 的乳腺癌含有激素受体。如果癌症是孕激素受体阳性(PR+),则它的细胞有孕激素受体,也会促进癌症的生长。

雌激素受体和孕激素受体检测均呈阳性的乳腺癌患者通常比那些没有受体的患者有更好的预后和完全治愈的可能。此外，受体越多，反应越强烈，对激素治疗的反应就越好。有一种受体而没有另一种受体的患者仍然可以从治疗中获益，但可能不会达到同样的程度。如前所述，如果癌症是 ER 和 PR 阴性，它可能不会对激素治疗有反应。

对激素治疗的典型反应如下：

- ER 阳性和 PR 阳性：75%~80%。
- ER 阳性和 PR 阴性：40%~50%。
- ER 阴性和 PR 阳性：25%~30%。
- ER 阴性和 PR 阴性：10%或以下。

### 2.4.5.2　HER2/neu 检测

与激素受体检测类似，HER2/neu 检测寻找的是在某些类型的癌细胞中发现的特定种类的蛋白质及其产生该蛋白质的基因。该基因的正式名称是人类表皮生长因子受体 2，它产生的是 HER2 蛋白。这些蛋白质是乳腺细胞上的受体。从某种意义上说，基因包含了一个细胞保持健康和正常功能所需的蛋白质的数量和组合的公式。肿瘤的特定基因和蛋白质可以决定乳腺癌的发展，以及对各种治疗的反应。

正常的 HER2 受体是调节乳腺细胞生长、分裂和自我修复的蛋白质。然而，在大约 1/4 的乳腺癌患者中，HER2 基因不能正常工作。它在一个被称为"HER2 基因扩增"的过程中产生过多的自身拷贝。然后这些额外的基因指示细胞产生过多的 HER2 受体，这被称为"HER2 蛋白过表达"。最终的结果是，乳房细胞以一种不受控制的方式生长和分裂。

HER2/neu 检测可以确定标本是否正常，是否含有过多的 HER2/neu 蛋白或其基因拷贝过多。如果你被诊断患有浸润性乳腺癌或乳腺癌复发，医生可能会建议你做这项检查。它将帮助医疗团队确定预后和肿瘤的特征，包括肿瘤的侵袭性有多强，以及最佳治疗方案的选择。该试验通常与激素受体试验同时进行。通常，使用活检组织或乳房切除术中切除的乳腺癌组织样本。

HER2 有四种检测，结果会出现在病理报告上，这可能需要几周的时间。第一种是免疫组化检测，即"免疫组化"。它观察癌细胞中是否存在过量的 HER2 蛋白。结果为 0 或 1+表示没有过量，2+为临界性，3+表示细胞检测 HER2 蛋白过表达阳性。其余三项检测都是检查细胞是否含有过多的 HER2 基因拷贝。

这些测试是：

- FISH 测试("荧光原位杂交")。
- 聚光灯下 HER2 CISH 试验("减影探针技术显色原位杂交")。
- INFORM HER2 双 ISH 检测("INFORM 双原位杂交")。

这三种检测只有两种可能的结果：阳性，即 HER2 基因扩增；阴性，即 HER2 基因数量不多。在病理报告中，HER2 蛋白过表达和 HER2 基因扩增的乳腺癌被称为 HER2 阳性。这种类型的癌通常生长更快，更容易扩散到其他区域，并且与 HER2 阴性乳腺癌相比，复发的可能性更高。

## 2.5　乳腺癌的治疗

乳腺癌可以通过医生建议的多种方法进行治疗。乳腺癌最主要的治疗方法有手术、放疗、激素治疗、化疗和靶向治疗。部分是局部治疗，只针对肿瘤周围的乳房区域，而另一部分是系统的全身治疗，是针对乳腺病灶的靶向治疗。

### 2.5.1　手术

手术是乳腺癌最常用的治疗方法。这样可以切除肿瘤和周围的组织。手术包括各种方式，如乳房肿瘤切除术和乳房切除术。

- 乳房肿瘤切除术

乳房肿瘤切除术通常只切除最少的乳腺组织。外科医生切除癌变肿瘤和周围组织的一小部分或边缘，但不切除乳房本身。即使乳房肿瘤切除术是创伤性最小的乳腺癌手术，它仍然非常有效，可能不需要进一步的手术。

- 乳房切除术

在过去，乳腺癌手术通常需要切除整个乳房、胸壁和所有腋窝淋巴结，这一过程被称为乳房根治性切除术。虽然乳房根治性切除术现在并不常见，但在某些情况下，这种手术是治疗癌症的最佳选择。如果癌症发现得足够早，通常可以选择在保留乳腺组织的同时切除肿瘤。常见的选择是乳房肿瘤切除术(多数术后进行乳房放射治疗)和乳房部分切除术。

更常见的乳房切除术过程如下。

(1)*部分乳房切除术*：部分乳房切除术要求外科医生切除比肿瘤切除术(可能是整个部分或象限的组织)更大的乳房部分以切除肿瘤。偶尔，外科医生也会移除胸大肌的部分筋膜。

(2)**乳房保留皮肤切除术**:该手术需要切除乳房、乳头、乳晕和前哨淋巴结(或多个淋巴结),但不切除乳房皮肤。许多打算进行乳房重建的女性都会选择这种手术。

(3)**单纯乳房切除术(全乳房切除术)**:该手术需要切除乳房、乳头、乳晕和前哨淋巴结或淋巴结。它留下了完整的胸壁和更多的淋巴结。

(4)**改良根治性切除术**:该手术需要切除整个乳房、乳头、乳晕和腋窝淋巴结,但通常保留胸壁完整。

### 2.5.2　化疗

化疗是一种以药物为基础的治疗方法,使用药物的组合来杀灭癌细胞或减缓癌细胞的生长。在这种治疗中,细胞毒性药物通过口服或静脉注射给患者,这些药物会流经全身。通过综合考虑患者的肿瘤大小、分期、类型、激素受体类型及其状态、受累淋巴结数量、肿瘤扩散风险等多种因素,选择合适的化疗药物。这种治疗通常与其他治疗方法一起使用,如激素治疗和靶向治疗。它也可以在手术前用于缩小肿瘤,从而更容易、更安全地切除肿瘤。化疗可以杀死快速生长的癌细胞,但也会损害正常细胞。这种治疗对人体有一些副作用:①红细胞减少;②影响产生毛发的细胞;③改变肠道细胞的平衡;④影响神经细胞。

### 2.5.3　放射治疗

放射治疗是利用高能射线杀死癌细胞,但辐射同时会影响放射区域的正常细胞。乳腺癌放射治疗可用于在手术后消灭乳房或受累区域内残留的异常细胞。对于 DCIS 和 1 期浸润性乳腺癌患者,建议采用放射治疗。通过放射治疗来杀死异常细胞,并降低乳腺癌复发的风险。有两种类型的放射治疗:外粒子束和内粒子束。在外粒子束放射治疗中,放射线(如 X 线)应用于乳腺癌变区域 2~3 分钟。在内粒子束放射治疗中, 医生将放射性粒子送到乳腺癌瘤床区域和肿瘤附近的组织,以杀死任何可能残留的肿瘤细胞。放疗也有副作用,而且不同患者的反应各不相同。常见的副作用是目标区域的晒伤型皮肤刺激;皮肤红、干、疼痛、痒;乳房沉重;变色、发红或淤青;以及全身疲劳。

### 2.5.4　激素治疗

雌激素、孕激素等激素是体内腺体产生的化学物质。这些激素帮助调节身体周期,比如月经。但有时候这些激素会导致癌症生长。病理学家对癌细胞进行检测,以确定它们是否有刺激其生长的雌激素或孕激素受体。如果癌细胞有这些受体,医生可能会推荐激素治疗药物,如受体阻滞剂或抑制剂。这两种药物通过切断癌细胞的激素供应来消灭癌细胞。最常见的激素阻断药是他莫昔芬。它会阻滞雌激素发挥作用,防止雌激素促进癌症的生长。激素抑制剂也有针对乳腺癌细胞的激素受体,但与激素阻滞剂不同的是,它们减少的是身体产生的激素。当癌细胞的激素供应被阻断时,肿瘤就会开始饥饿和死亡。激素治疗的选择取决于患者的年龄。激素抑制剂治疗用于绝经后的妇女。

## 2.5.5　靶向治疗

靶向治疗是一种更有效的治疗方法,适用于特定的癌细胞而不损害乳腺的正常细胞。目前,这种治疗方法与传统化疗结合使用。与标准化疗药物相比,靶向药物的副作用更少。靶向药物以特定的方式阻止癌细胞的生长。例如,实验室检测显示,曲妥珠单抗可用于乳腺肿瘤 HER2 过度表达的女性。目前在临床中使用的靶向治疗是单克隆抗体,它是实验室制造的蛋白质,可以与特定的癌细胞相结合。

## 参考文献

1. The American Cancer Society. Web link: https://www.cancer.org/. Last Access: February, 2020.
2. Learn about breast cancer. Web link: https://www.nationalbreastcancer.org/about-breast-cancer/. Last Access: April, 2020.
3. National Breast and Cervical Cancer Early Detection Program (NBCCEDP). Web link: https://www.cdc.gov/cancer/nbccedp/index.htm. Last Access: April, 2020.
4. National Cancer Institute. Web link: https://www.cancer.gov/types/breast/mammograms-fact-sheet. Last Access: March, 2020.
5. Cancer Financial Assistance Coalition. Web link: https://www.cancerfac.org/. Last Access: April, 2020.

# 第 **3** 章
# 人工智能与学习算法

## 3.1 人工智能

人工智能系统是一种计算机系统,能够执行通常需要人类智能的任务。这些系统由机器学习(ML)和深度学习(DL)等各类学习方法驱动。

## 3.2 机器学习

人工智能(AI)的应用之一就是机器学习(ML)[1]。机器学习算法提供系统自动学习能力。执行此系统能够提高学习经验,而且无需任何复杂的编程。机器学习主要专注于实施并开发一种基于计算机系统和程序的新模型,此模型能够访问信息并利用此信息进行学习[1]。这些算法决定了已知输入数据的独特特征或模式,帮助更好地进行决策。这些算法主要应用于医学影像、计算机视觉、生物特征识别、对象检测、自动化等相关领域[1,2]。通常主要有监督式学习、无监督式学习和强化学习这三类机器学习[1,2]。

### 3.2.1 监督式学习

这类学习主要用于实时应用和实践方法。在此类学习中,模型尝试从之前提供的信息经验中学习信息。

在此类学习中,输入$(x)$和输出$(y)$是由下述提供输入至输出映射函数$(f)$的算法决定的:

$$y = f(x) \tag{3.1}$$

监督式学习有助于解决分类和回归这两大主要问题。在分类问题中,输出是一个特定值、分组或分类,例如,"猫"或"狗"。在回归问题中,输出是一个连续值或真值,例如,"温度"或"货币"。针对监督式学习开发了几十种算法,每种算法均采用不同的方法来预测输出值[4]。

### 3.2.2　非监督式学习

在非监督式学习中,算法尝试发现本身独特的模式或特征,而且无需之前的经验知识。从数学角度而言,这类学习中模型具有输入($x$)但是没有对应的输出。这类学习被称为"非监督式学习",就是因为机器或系统本身查找输入答案,而且不会提供正确的输出。基于非监督式学习的算法主要用于解决关联和聚类相关的问题。

### 3.2.3　强化学习

在这类学习中,机器或系统采取特殊行动针对给定输入而最大化输出。它针对给定输入任务,利用不同的软件和算法查找最可行的输出或机器行为。

任何机器学习算法都不能满足实时应用的所有要求。因此,查找最佳算法是一项具有挑战性的任务,而且是一种试错法。为了解决这一问题,研究人员[1-5]表明,根据输入数据的大小、输入数据的属性,以及给定输入数据所需的输出类型确定算法选择。因此,在实践中,将机器用作强化学习的工具。它在平台上继续进行训练,从而预测更优输出。在机器学习相关实时应用中,图像、视频、语言信号等多媒体信息用作输入数据。因其简单可视化且易于理解,机器学习应用相关的图像在研究社区中非常有名[6]。图3.1显示了用于图像处理的机器学习算法的基本步骤。此算法包含两个运行阶段,即训练阶段和测试阶段。在训练阶段中,模型从输入图像中学习独特特征或模式。而在测试阶段,模型基于机器学习特征或模式提供特定输出。图像的特征或模式可以是边缘、感兴趣区域等,它们采用不同的特征提取方法进行特征性提取。提取方法的选择取决于输入图像的类型及模型的特定输出。

## 3.3　监督式学习算法

在此类算法中,一般需要利用数据集之前的经验知识进行算法测试。分析者必须收集这类数据集知识。此算法中的步骤包括[7]:

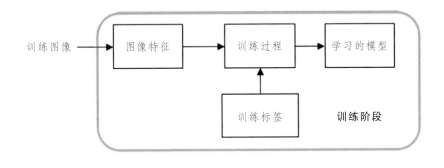

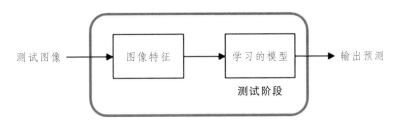

图 3.1　机器学习算法的步骤。

- 识别各类输入数据的训练区域。
- 识别鲜明特征(均值、方差、协方差等)。
- 然后对所有数据进行归类。
- 最后,完成输入类别映射。

这些算法的主要优势就是能够在评估过程中检测错误,并纠正检测到的错误。这些算法的主要弱点就是成本较高且耗时。而且,训练数据集的选择取决于研究人员、科学家或分析者。数据集的质量也取决于其选择过程。因此,这些算法在执行过程中会存在人为错误。

## 3.3.1　基于统计学习的算法

基于统计学习的分类法是以一些数学理论为基础,这些理论能够发现各类别之间的关系,从而预测一些有意义的输出。这些分类法应用于具有较低属性的较小规模数据集。由于卫星图像数据较大,所以基于统计学习的分类法并不适用于卫星图像分类。例如,基于统计学习的分类法包括最短距离(MD)分类法、马氏距离(MhD)分类法以及最大似然分类法(MXL)[8]。Lillesand & Keifer 详细描述了这些分类法[9]。MXL 广泛用于图像分类,而且是以贝叶斯概率论为基础的。它采用一系列数据集模式和高斯分布数据集的协方差矩阵提供输入数据集概率。该分类法存在很多局限,例如,输入数据集均值和协方差值的准确估算、两个测试图像波段之间协方差逆矩阵的不稳定性,以及未正常分布的数据集不适用性。表 3.1 总结了基于统计学习的分类器的优势和局限[8,9]。

由于基于统计学习的分类法的局限,它适用于规模不大且准确度不高的数据集,可以利用基于机器学习的分类法解释这种数据集。人工神经网络(ANN)、最近邻(NN)、朴素贝叶斯(NB)、支持向量机(SVM)、判别分析(DA)以及卷积神经网络(CNN)等基于机器学习的分类法主要用于图像分类,与机器统计学习的分类法相比,性能更优。以下将详细描述基于机器学习的分类法。

### 3.3.2　最近邻(NN)算法

最近邻算法是著名的机器学习算法之一,用于图像分类。它基于图像数据集中最近邻的输入数据集来对医学影像中的疾病部分进行分类。它预测相互靠近的对象具有相似的特征。它是一种非参数算法,不需要针对输入数据集的分布进行任何假设。但是,要求具备输入图像数据集先验知识,用于识别重要属性。为便于简单理解此算法,提供下述示例。

图 3.2 显示了二维空间中分布的两个数据集。我们需要查找有加号的一类数据。有加号的数据可以为"类别 1"或"类别 2"或其他。NN 算法用于计算数据集中最近邻的均值,而且此计算取决于 K 值。所以,有时该算法也被称为"K 最近邻算法"。令 K=4。我们在这里圈出平面上相近的 4 个值。有加号的数据中最近的 4 个点就是"类别 1"的全部数据。因此,确定有加号的数据属于"类别 1"。KNN 算法中的关键点就是,选择常参数 K 对于适当输出极其重要。

最近邻(NN)算法的步骤如下:

1. 令 $x$ 为若干输入训练数据集,$y$ 为未知输出。

2. 以数组的形式存储训练数据集的值,并计算训练集各个值的均值。

3. 计算训练集各均值之间的欧几里得距离,然后,得到 K 最小距离的一组值 $y$。

表 3.1　基于统计学习的分类法的优势和局限

| 分类法 | 优势 | 局限 |
|---|---|---|
| MD | 实施简单且计算时间短 | 仅计算输入数据集的均值,不适用于较大规模的数据集 |
| MhD | 实施简单且计算时间短 | 仅计算输入数据集的均值,不适用于较大规模的数据集 |
| MXL | 实施简单且能够执行基于子像素的分类 | 计算时间较长且不适用于较大规模的数据集 |

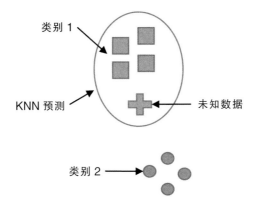

**图 3.2**　最近邻算法的计算流程。(见彩图)

4. 针对测试数据集,重复步骤 2 至步骤 4,查找具有 K 最小距离的未知数据点。最后,针对输入测试数据集,计算 KNN 算法的准确度。

### 3.3.3　朴素贝叶斯(NB)算法

该监督式机器学习算法是以贝叶斯定理为基础,针对各对训练数据集和测试数据集的独立特征进行贝叶斯假设[10]。已知类别变量 $b$ 和独立特征向量 $a_1, \cdots a$,则贝叶斯定理具有下述假设关系:

$$P\left(b \mid a_1,\ldots,a_n\right) = \frac{P\left(b\right) P\left(a_1,\ldots,a_n \mid b\right)}{P\left(a_1,\ldots,a_n\right)} \tag{3.2}$$

利用朴素独立假设:

$$P\left(a_i \mid b, a_1,\ldots,a_{i-1}, a_{i+1},\ldots,a_n\right) = P\left(a_i \mid b\right) \tag{3.3}$$

针对所有 $I$,等式 3.2 可简化为

$$P\left(b \mid a_1,\ldots,a_n\right) = \frac{P\left(b\right) \prod_{i=1}^{n} P\left(a_i \mid b\right)}{P\left(a_1,\ldots,a_n\right)} \tag{3.4}$$

针对常数输入值 $P(a_1, \cdots, a_n)$,可利用下述等式定义分类规则:

$$P\left(b \mid a_1,\ldots,a_n\right) \approx P\left(b\right) \prod_{i=1}^{n} P\left(a_i \mid b\right)$$
$$\Downarrow$$
$$\hat{b} = \arg \max_b P\left(b\right) \prod_{i=1}^{n} P\left(a_i \mid b\right) \tag{3.5}$$

这是最大后验概率(MAP)估算,用于估算已知输入训练集的 $P(b)$ 和 $P(a_i|b)$。文献中可用于 $P(a_i|b)$ 分布假设的朴素贝叶斯分类法(NBC)[11-13]包括高斯 NBC(GNBC)、多项式 NBC(MNBC)[12],以及伯努利 NBC(BNBC)。在这些分类法中,MNBC 和 BNBC 用于文档分类,而 GNBC 用于图像分类。NBC 的主要优势为,与其他机器学习算法相比,计算时间较短。

在 GNBC 中,利用下述似然等式估算 $P(a_i|b)$:

$$P\left(a_i\middle|b\right) = \frac{1}{\sqrt{2\pi\sigma_b^2}}\exp\left(-\frac{\left(a_i-\mu_b\right)^2}{2\sigma_b^2}\right) \tag{3.6}$$

利用最大似然估算参数 $\sigma_b$ 和 $\mu_b$。NBC 算法步骤如下所示[11]:

1. 估算各类别内预测因子密度。

2. 依据贝叶斯规则模拟后验概率。

3. 通过估算各类别的后验概率对观测进行分类,然后将观测分配至该类别,从而获得最大后验概率。

### 3.3.4　支持向量机(SVM)

1995 年,Vapnik 提出支持向量机(SVM),这是一种统计学分类方法[14-16]。该分类法通过查找能够将一个类别的全部输入数据与其他类别的输入数据相分离的超平面(边界决策)而对数据进行分类。SVM 的最佳超平面就是利用线性函数分离输入数据时具有两个类别之间最大边缘的超平面。如果利用非线性函数分离输入数据,则发出一个损失函数查找超平面反面的数据。SVM 采用各类内核转换将非线性分离数据转换为线性分离数据。SVM 中常用的三类核函数包括多项式学习机、径向基函数网络(RBFN)以及双层感知[15]。一般而言,RBFN 用于分类法训练,因为它比另外两个核函数更高效且更强大[15,16]。该分类法能够有效地将输入数据分为两类,并且还可以利用误差校正输出码技术进行多类别分类。已经证明,该分类法是准确的,而且很容易解释。

已知训练集如下:

$$T = \left\{\left(p_i, q_i\right)\middle|p_i \in R^n, q_i \in \left\{-1,1\right\}, \quad i=1,\ldots,n\right\} \tag{3.7}$$

其中,$p_i$ 是输入值的向量,$q_i$ 为输出值的向量。

SVM 可以生成预期超平面 **H**,分离正值和负值。如果向量 $x$ 的任一点位于超平面上,则满足 $w\cdot x+b=0$,其中 $w$ 垂直于超平面,$b$ 是偏差函数。利用下述等式可

以确定最优超平面 **H**：

$$w_0 = \sum_{i=1}^{n} n_i \cdot q_i \cdot p_i \tag{3.8}$$

其中，$n_i$ 是通过 SVM 算法确定的一个乘数。在等式 3.7 中，消除了 $n_i=0$ 的点 $p_i$，而 $n_i>0$ 的点被称为"支持向量"。

图 3.3 显示了具有超平面和最大边缘值的两个类别。

算法训练完成后，确定超平面 **H**。根据决策函数的符号值对任意输入数据 $p$ 进行分类，表示如下：

$$d(p) = \mathrm{sgn}\left( \sum_{i=1}^{n_i} n_i \cdot q_i \cdot K(p_i,p) + b_0 \right) \tag{3.9}$$

其中，$K(p_i,p)$ 是将训练数据映射至更高维度特征的核函数，如图 3.4 所示。

SVM 具有下述优势：①可以为超平面灵活地选择阈值；②能够提供非线性变换；③具有良好的能力，并能够消除过拟合问题，而且计算复杂性较低。SVM 也具有一些局限：①它要求较高的计算时间进行数据集训练；②很难理解算法结构。同时，由于非线性转变，所以很难计算单独参数。

## 3.3.5  判别分析

判别分析是一种线性算法，在预处理步骤中被用作降维方法，用于图像分类。该算法还被称为"线性判别分析"（LDA），其主要目标是将输入数据集转换为较低维度的空间，同时减少计算时间，并解决分类法的过拟合问题。1936 年，Ronald A.

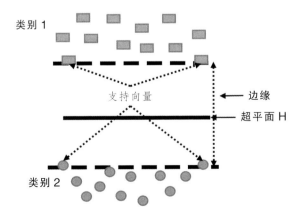

图 3.3  SVM 算法的计算流程。（见彩图）

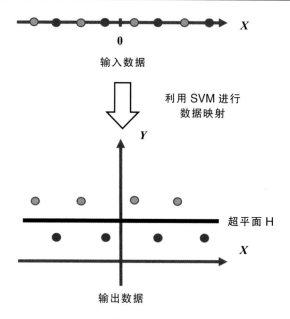

**图 3.4**　利用 SVM 算法映射训练数据集。(见彩图)

Fisher 提出此方法[17],在某些应用(如图像分类)中还采用一种分类法。该算法的原始版本设计用于两个类别分类,1948 年,C. R. Rao 提出这些算法的泛化版本,用于多类别分类[18]。

令 $A=(a_1,\cdots,a_n)$ 和 $B=(b_1,\cdots,b_n)$ 为两个输入类别的样本,用符号表示为 $C=A\cup B$。通过向量 $w$ 得出 Fisher 的线性判别,使下述等式最大化[19,20]:

$$M(v) = \frac{V^T P_B V}{V^T P_W V} \tag{3.10}$$

其中,

$$P_B := (n_1 - n_2)(n_1 - n_2)^T$$
$$P_W := \sum_{i=1,2} \sum_{c \in C_i} (c - n_i)(c - n_i)^T \tag{3.11}$$

分别是类别间和类别内散布矩阵;利用 $n_i = \frac{1}{n}\sum_{j=1}^{n} c_j^n$ 定义 $n_i$。最大化 $M(v)$ 是为了查找能够最大化输入类别均值的方向,同时最小化相同方向输入类别的方差。

LDA 算法的一般步骤如下[21]:

- 计算输入数据集中不同类别的 $D$ 维度向量。
- 计算类别($P_B$)间和类别($P_W$)内的散布矩阵。

- 计算散布矩阵的特征向量和相应的特征值。
- 按照特征值降序的方式排列特征向量,并数值最大的特征值 $N$,构成一个 $D \times N$ 维度矩阵 $B$,其中每列代表一个特征向量。

### 3.3.6　决策树(DT)算法

决策树算法[22]可用于解决回归与分类相关问题。该算法创建一个模型,通过从训练数据集中学习决策规则,用于分类的类别。与其他分类算法相比,理解该算法非常简单。该算法尝试通过利用树结构表示解决问题。在树结构中,树的各个内节点代表数据集的一个属性,树的各个叶节点代表一个类别标记。决策树算法的基本步骤如下:

- 将数据集的最佳属性置于树根部。
- 将训练集分为子集。每个子集应包含相同属性值数据,以此方式设置子集。
- 在每个子集中重复步骤 1 和步骤 2,直至找到所有树枝上的叶节点。

决策树算法的优势如下:

- 易实施且易于理解。树可以实现可视化。
- 只需要极少量的训练数据集。
- 在用于训练决策树的数据集中以对数的形式构建决策树。
- 能够处理各类数据,如数值数据和分类数据。
- 能够提供多个输出。

决策树算法的局限如下:

- 创建复杂树,但不能实现数据泛化。
- 输出不稳定,因为数据中的微小变化可能会改变输出结果。
- 难以理解并学习 XOR、奇偶性等概念,因为决策树不能轻易得出这些概念。

决策树是用于多类别数据集分类的分类器。文献中可用的各类决策树算法包括 ID3、C4.5、C5.0 和 CART 等[23]。ID3 也称为“迭代分解器 3”,在 1986 年由 Ross Quinlan 提出[24]。该算法为数据分类特征的各节点提供多个树。C4.5 算法是 ID3 的后继者,将训练的树转化为“if-then”规则集。C5.0 算法是 ID3 算法的最新版。CART 被称为“分类回归树”,它的工作形式与 C4.5 算法相似,但是唯一的不同就是它支持数值目标变量,而且没有任何计算集用于树构造。

### 3.3.7　随机森林(RF)算法

随机森林算法[25-27]取决于多个决策树构造。为了利用随机森林算法从输入数据集中分类一个新类别,需要将各类别的输入值置于森林中的各个树上。各个树提供一个分类,而且树的平均值就是一个新的类别。随机森林算法包含两个阶段,即,创建随机森林以及基于创建的随机森林预测分类器。创建随机森林的步骤如下所示[28,29]:

1. 从全部 $q$ 个特征中随机选择 $p$ 个特征,其中 $p \leqslant q$。

2. 在 $p$ 个特征中,利用最佳分割点计算节点 $m$。

3. 利用最佳分割将节点分为子节点。

4. 重复步骤 1~3,直至达到 $l$ 个节点。

5. 重复步骤 1~4 $n$ 次,创建 $n$ 个森林,以此构建森林。

随机森林创建完成后,通过以下步骤进行随机森林分类:

1. 选择测试特征,并利用随机创建的各个决策树规则预测结果并存储预测的结果(目标)。

2. 针对预测的各个目标计算得票。

3. 将预测的高票数目标视为利用随机森林算法得出的最终预测结果。

决策树与随机森林之间的主要差异就是在决策树中,利用分类中将使用的一些特定规则表示具有标记和特征的输入训练数据集,而随机森林算法随机选择标记和特征创建多个决策树,然后发现各个树的平均结果。

### 3.3.8  线性回归(LR)算法

如名称所示,线性回归是一个广为人知的方法,用于模拟因变量 "$y$" 与另一个因变量之间或表示为"$x$" 并以线性形式表示的更多因变量之间的关系。"线性" 这个词表示因变量与自变量成正比。其他需要注意的是,它必须是常数,正如 $x$ 增大/减小,那么 $y$ 也会发生线性变化。从数学方面而言,它们之间的关系以最基础、最简单的方式表示为:

$$y = Ax + B \tag{3.12}$$

这里,$A$ 和 $B$ 被视为常数因子。利用线性回归的监督式学习的目标就是在数据集的帮助下找到常数"A"和"B"的精确值。然后,这些常数值将帮助未来针对任意值"$x$"预测"$y$"值。现在,本例中一个单一自变量被称为简单线性回归,而如果存在多个自变量,那么本过程就称为"多线性回归"。

### 3.3.9  逻辑回归算法

逻辑回归是一种用于分类的监督式机器学习算法。虽然它的名称"回归"具有误导性,但是不能错误地将它视为一种回归算法。"逻辑回归"这个名称源于一种被称为"逻辑函数"的特殊函数,这种函数在此方法中发挥核心作用。

逻辑回归模型被称为概率模型。它帮助发现一个新实例属于某个类别的概率。由于它是一种概率,所以输出范围为 0~1。无论何时将逻辑回归视为一个二进制分类法(分类为两个类别),我们都可以将类别视为正类别和负类别。然后我们可以发现概率。概率越高(大于 0.5),归类为正类别的可能性就越高。同理,如果概率较低(小于 0.5),那么我们可以将其分类至负类别。

### 3.3.10 集成算法

集成算法是一种元算法,它将几个机器学习算法和技术组合至一个预测模型中,从而降低方差(bagging)和偏差(boosting)或提高预测(stacking)。集成算法可分为以下两组:

- 连续集成方法完全源于基础学习器。所以,此算法是连续生成的(如 Adaboost 算法)。
- 连续算法的主要动力就是利用基础学习器之间的依赖性。通过权衡之前错误标记且具有较高权重的所有示例,可以提升整体性能。
- 平行集成方法就是平行生成的基础学习器(如随机森林)。
- 然后,存在被称为平行方法的基础动力,帮助利用基础学习器之间的独立性,因为可以通过求平均数以动态形式减少错误。
- 大多数集成方法利用单一基础学习算法生成同质基础学习器,即相同类型的学习器,从而产生同质集成。

更多方法持续采用异质学习器,即不同类型的学习器,从而产生异质集成。作为比其他任何方法更精准的集成方法,基础学习器应尽可能精确,甚至尽可能多样化。

- Bagging:术语 "bagging"(装袋)是指 boostrap(自举)汇聚。我们所了解的减小估值方差的一种方式就是求平均数,即求取多个估值的平均数。例如,我们可以在不同的数据(通过替换随机选择)子集上训练 $M$ 个不同树,并计算集成:

$$f(x) = \frac{1}{M} \sum_{m=1}^{M} fm(x)$$

(3.13)

- Boosting:术语 "boosting" 在这里是指能够成功将弱学习器转化为强学习器的一系列算法。boosting 的主要原则就是拟合从稍优于任意随机猜测的弱学习器–模型中获得的一个序列,例如,以较小决策树形式拟合为加权版数据。现在将更大权重赋予早期错误分类的示例。之后通过权重多数票决(分类)将预测进行组合,或者可以是一个权重(回归),帮助生成最终预测。boosting 方法与委员会方法之间的主要差异就是 bagging。这种方法表示,它就是在加权版数据中依次训练的基础学习器。而且这表示,它还是在加权版数据中依次训练的基础学习器。那么,被称为 Adaboost 的算法广泛用于 boosting 算法,即"自适应增强"。

- Stacking:众所周知,"stacking"(堆叠)是一种集成学习技术,它帮助通过元分类器组合多个分类或回归模型或者可以是一种元回归。当然,这些基础水平模型是经过良好训练的。而且,这完全取决于训练集,之后,基础水平模型接收输出作为特征,以此为基础对元模型进行训练。基础水平由不同的学习算法构成,因此,这些算法成为堆叠集成,通常被视为异质集成。

# 3.4 非监督式学习算法

非监督式学习算法也被称为"聚类算法"。与监督式学习算法相比,这些算法需要最少的输入数据进行分析。在这些算法中,检查数据中的一组相同信息。这里,系统可以选择用户将进一步分类的类别均值和协方差,而不是对训练用户数据进行分类。分类过程取决于系统,因此该方法被称为非监督式分类[30]。用户可以定义类别或集群数量。分类之后,用户可以将重要的信息分配至各个集群进行简单分析。研究人员提出了在准确度和决策规则方面存在差异的不同聚类算法[30]。在所有使用的这些算法中执行输入数据迭代计算,从而获得最佳输出进行简易决策。这些算法分两步执行。第一步就是确定数据或图像中的潜在集群。第二步是估算数据间的距离或以像素为基础估算像素上的距离,因而可以将各个像素分类至已确定的其中一个集群[30]。此分类的一般步骤如下所示[30]:

- 该算法要求下述信息(例如,集群区域半径、集群合并参数、评估的若干像素,以及已确定的集群数量)在数据或图像内生成集群。
- 在数据或图像内获得集群后,将各种标记分配至集群,从而对数据或图像进行适当分析。

## 3.4.1 K 均值聚类算法

K 均值聚类算法[30-38]是用于非监督式图像分类的著名聚类方法之一。在此算法中,基于集群均值中的距离而对所有像素进行分类[1]。一旦完成分类,则计算各个集群的新均值向量。针对迭代次数执行此过程,直至两个连续迭代之间的集群均值向量位置处无变化[30]。该算法的主要目标是估算集群内的变化。K 均值算法执行两个步骤，即定位初始集群中心位置，然后进行集群合并。

第一次迭代结束时产生的集群中心视为初始集群中心。如果 $x$ 表示输入数据的样本空间元素，$N$ 表示样本空间元素的总数量，那么第 $j$ 空间中第 $i$ 个集群的数据点均值表示如下：

$$c_j = \frac{\sum_{k=1}^{N} x_{kj}}{N} \tag{3.14}$$

计算当前所有集群中各个像素的距离，然后将其分配至集群中，获得最低距离。利用等式(3.14)重新计算集群中心。一旦达到最大迭代次数或目标函数 $J$ [即等式(3.15)中所示集群内平方和]的最小值，则终止程序。

$$J = \sum_{k=1}^{N} x_{kj} - c_{kj}^{\ 2} \tag{3.15}$$

若干测量值可用于集群合并[30,36-38]，如下所示：

1. 各个集群的均方根(RMS)欧几里得距离。
2. 集群中心之间的欧几里得距离矩阵。

该算法的主要优势就是易于实施，而且是一种可以快速计算的聚类方法，能够提供更紧密集群。

## 3.4.2　主成分分析

主成分分析(PCA)[39-48]也被称为 K-L(Karhunen-Loeve)分析[1,45,46]，它将卫星图像中的信息转换为新图像，从而更好地解释卫星图像的原始信息。它将卫星信息压缩为一些主成分图像。Schowengerdt[45]和 Gonzales-Wood[46]详细描述了主成分分析。通过最大化方差或最小化重构误差而将 $N$ 维度输入数据 $X$ 转换为较低 $k$ 维度($k \leqslant N$)$P$ 值[48]。PCA 可表示为：

$$P = A^T \cdot X \tag{3.16}$$

其中，$A$ 由主成分构成，它们是标准正交主成分，可以从数据协方差矩阵的特征值分解中获得。在机器学习算法中，PCA 广泛用于数据简化，从而实现更优分析。

## 3.4.3　独立成分分析

独立成分分析(ICA)[49-51]是一种能够实现更优聚类的分离数据计算方法。通过假设子成分为非高斯像素值且在统计上相互独立，以此方式执行此方法。ICA

是一种隐蔽图像分割方法。

### 3.4.4    奇异值分解

奇异值分解(SVD)[52-54]是一种广泛应用于图像分类的线性代数方法。它作为线性代数的因子分解法而使用,描述矩形矩阵 $I$ 有 $M$ 行和 $N$ 列,可以分解为一个三矩阵产物[53]。

$$I = USV^T \tag{3.17}$$

在图像聚类中,SVD 广泛用作一种预处理方法,实现输入数据降维。利用 SVD 获得缩减数据后,将对数据进行分类[52]。

### 3.4.5    高斯混合模型

高斯混合模型(GMM)[55-59]是一种用于聚类、模式识别及多变量密度估算的强大模型[58,59]。在此模型中,假设输入数据产生于一个随机向量,其密度为:

$$f(x) = \sum_{k=1}^{N} p_k \phi(x|\mu_k, \sigma_k) \tag{3.18}$$

其中,$P_k$ 表示混合比例,$\phi$ 表示高斯分布的密度。一般而言,通过最大化对数似然函数等式(3.18)而估算混合参数 $\theta$:

$$L(\theta|x_1,\ldots,x_n) = \sum_{i=1}^{n} \ln\left[\sum_{k=1}^{K} p_k \phi(x|\mu_k, \sigma_k)\right] \tag{3.19}$$

该算法的主要优势就是易于实施,而且是一种计算时间较短的聚类方法,能够提供较紧密的集群。

### 3.4.6    自组织映射

自组织映射(SOM)[60-66]可以在六边形网格或矩形网格上实现数据可视化。一般应用于气象学、海洋学、项目优先排序,以及石油和天然气开采等领域。自组织映射也称为"自组织特征映射"(SOFM)[64]或者"Kohonen 映射"[60,61]。该算法具有一组神经元,排列在某个维度的网络中。网络中任意神经元的位置是由位置向量 $v$ 指定的。特征映射中与神经元 $N$ 相关的权向量用 $W_N$ 表示。特征映射信息遵循迭代过程。最初随机选择权向量,或者利用输入数据中已知的空间进行选择。然后在各时间步 $t$ 随机选择输入数据的一个元素–模式 $p$。选择权值 $W_r$ 在数值上接近模式 $p$ 的神经元 $r$。

$$W_r - p = \min_v W_v - p \tag{3.20}$$

然后根据特征映射更新规则变更所有神经元的权值[31,32]。

$$W_v(t+1) - W_v(t) + et(r,s)(p(t) - W_v(t)) \tag{3.21}$$

在图像处理过程中,采用 SOM 算法进行图像分割与聚类,同时对象位置在图像中发生变化。

### 3.4.7　隐马尔科夫模型

隐马尔科夫模型广泛应用于各类用途,如图像分割、图像表面重构,以及深度计算[67]。提出此模型用于分割和分类各类图像,如 MR 图像和空中影像[68,69]。图像 $I=(i_1, \cdots, i_N)$,其中 $I_i$ 表示图像像素密度。各像素表示为 $X=(x_1, \cdots, x_N)$,其中 $xi \in L$(所有可能的标记)。根据最大化后验(MAP)标准,标记 X′满足下述等式(3.22):

$$X' = \arg \max_X \left\{ P(I|X,\Theta)P(X) \right\} \tag{3.22}$$

先验概率 $P(X)$ 是一种吉布斯函数,联合似然概率表示为:

$$P(I|X,\Theta) = \prod_j P(I_j|x_j, \Theta_{xj}) \tag{3.23}$$

其中,$P(I_j|x_i, \Theta_{xj})$ 是一种高斯分布,$\Theta$ 表示估计参数集,利用期望最大化算法获得。

## 3.5　强化学习算法

强化学习(RL)算法[67-69]是一种机器学习算法,它允许机器以特定方式自动地确定数据行为,从而改善其性能。该算法的主要局限就是要求学习代理。这些算法用于求解特定类型的问题。在问题类型中,假设代理判定基于当前状态可获得的最优解。当重复此过程,那么该过程即称为"马尔科夫判定过程"。文献中描述了 Q 学习、时间分差,以及深度对抗网络等常见的加强学习算法[67]。这些算法应遵循如下步骤[67]。

- 由代理观测输入状态。
- 使用决策函数使代理行动。
- 行动完成后,代理从此环境中获得回报或强化。
- 将该回报的信息状态–行动对存储。

### 3.5.1　RL 算法的基础

任意 RL 算法的设计均采用两个常见成分,即学习代理和环境(见图 3.5)。

环境是指代理正在处理的对象,代理是指 RL 算法。通过向代理发送一个状态,环境开始运行,然后基于其知识采取行动响应该状态。之后,环境发送下一对状态并回报至代理。代理将利用环境返回的回报而更新其知识,从而评价最后的行动。该循环持续进行,直至环境发送一个终止状态结束此过程。RL 算法中常用的术语如下所述[69]。

- **行动**(A):代理可以采取的所有可能的行动。
- **状态**(S):环境返回的当前状态。
- **回报**(R):从环境中立即发送的回报,用于评估最后的行动。
- **策略**(π):代理基于当前状态用于确定下一个行动的策略。
- **值**(V):与短期回报 R.Vπ(s)相反,期望的长期折现回报定义为策略 π 下当前状态 s 的期望长期回报。
- **行动值的 Q 值**(Q):除了采用一个附加参数外,Q 值与数值相似,当前状态行动 Qπ(s,a)是指当前状态 s 的长期回报,在策略 π 下采取行动。

利用各类方式——例如,无模型与基于模式的方式,以及在线(on-policy)与离线(off-policy)方式——对 RL 算法进行分类。

- **无模型与基于模式的方式**

模型表示环境动态模拟。也就是说,模型学习由当前状态对 $s_0$ 和行动 $a$ 转变为下一个状态 $s_1$ 的概率 $T(s_1|s_0,a)$。如果成功学习转变概率,那么代理将了解如何在已知当前状态与行动的情况下进行特定状态。然而,随着状态空间和行动空间的发展,基于模型的算法就变得不切实际。另一方面,无模型算法依赖于试错法更新其知识。因此,不要求空间存储所有状态与行动组合。

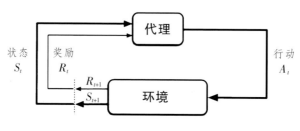

图 3.5　RL 算法中的常见成分。

● 在线(on-policy)和离线(off-policy)

在线代理基于从当前策略中获得的当前行动而学习数值,而离线代理则基于从另一个策略中获得的行动学习数值。

## 3.5.2　Q 学习算法

Q 学习算法是基于已知贝尔曼方程(3.24)的一种离线、无模型 RL 算法:

$$v(s) = \mathrm{E}\left[R_{t+1} + \lambda v(S_{t+1}) \middle| S_t = s\right] \tag{3.24}$$

其中,$E$ 表示期望;$\lambda$ 表示折现系数。以 $Q$ 值的形式将等式 3.24 重写为:

$$Q^\pi(s,a) = \mathrm{E}\left[r_{t+1} + \lambda r_{t+2} + \lambda^2 r_{t+3} + \cdots \middle| s,a\right]$$
$$Q^\pi(s,a) = \mathrm{E}_{s'}\left[r + \lambda Q^\pi(s',a') \middle| s,a\right] \tag{3.25}$$

用 $Q^*$ 表示的最优 $Q$ 值可表示为:

$$Q*(s,a) = \mathrm{E}_{s'}\left[r + \lambda \max_{a'} Q*(s',a') \middle| s,a\right] \tag{3.26}$$

该算法的主要目标是 Q 值最大化。该算法应用于策略迭代和数值迭代这两种迭代。在策略迭代中,循环在策略评价与策略提升这两者之间进行。策略评价利用从最后策略提升中获得的贪心策略估算数值函数 $V$。通过最大化各个状态的数值函数 $V$ 这一行动,改进策略以更新策略。更新等式基于等式 3.24 并保持迭代直至收敛。

数值迭代仅包含一个成分,它基于最优贝尔曼等式 3.25 更新数值函数 $V$。迭代收敛之后,针对所有状态应用 argument(参数)最大函数,以此直接获得最优策略。

## 3.5.3　状态–行动–回报–状态–行动(SARSA)算法

SARSA 算法与 Q 学习算法非常相似。SARSA 与 Q 学习算法之间的主要差异就是,SARSA 是一种在线算法。这表明,SARSA 基于当前策略而非贪心策略执行的行动学习 Q 值。

## 3.5.4　深度 Q 网络(DQN)算法

虽然 Q 学习是一种极其强大的算法,但其主要弱点就是不具有通用性。如果将 Q 学习视为一个二维数组中的更新数(行动空间 * 状态空间),那么它类似于动态编程。这表明,对于 Q 学习算法之前从未见过的状态,没有提供线索提示要采取哪个行动。换言之,Q 学习算法代理不能为从未见过的状态估算数值。为了解决这个问题,DQN 引入一个神经网络避免二维数组。网络输入为当前输入,而输出则为各个行动的相应 Q 值。

## 3.6　深度学习

Robert Hecht-Nielsen 博士引入了第一个神经网络(NN),他也是神经计算机[71]的发明者。该网络也被称为"人工神经网络"(ANN)。他将神经网络定义为"一种由若干个简单且高度互连的处理元素构成的计算系统,这些处理元素通过对外部输入的动态状态响应而进行信息处理"[71,72]。该网络主要应用于大数据分析、人识别、数据预测等领域。该网络也被称为"前向式神经网络"(FNN)。它采用基于并行操作的大量神经元并将它们分层排列。图 3.6 显示了神经网络的简单模型。网络主要有 3 层,即输入层、隐藏层和输出层。神经元或节点数量取决于输入和输出规模。每个节点完全连接至相邻层。每个相邻层的两个节点通过链接与特定权值相连。

该模型的输出(见图 3.2 和图 3.3)可以如下等式表示:

$$y = P + b \tag{3.27}$$

$$P = W_1 \cdot x_1 + W_2 \cdot x_2 + W_3 \cdot x_3 + b \tag{3.28}$$

其中,$x$ 表示输入值,$W$ 表示将要学习的权重,$b$ 表示偏差,$y$ 表示模型预测的输出值。图 3.7 描述了该模型的详细工作流程。神经网络无法学习非结构数据的权重,如图像和视频。因此,在机器学习应用中使用时,s 型函数和 ReLU(线性整流函数)等激活函数均具有神经网络。这里,偏差用于激活函数移位,从而更好地预测数据。

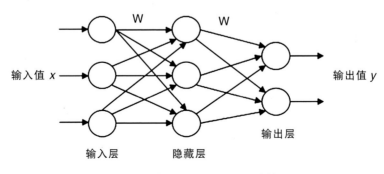

图 3.6　人工神经网络(ANN)的基本模型。

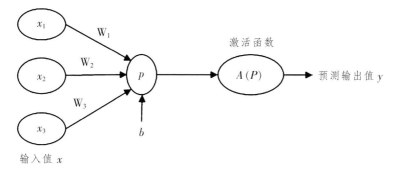

图 3.7  人工神经网络(ANN)的工作流程。

　　深度学习算法是人工神经网络的延伸。深度学习算法由输入层、若干隐藏层和输出层构成。这里,每个层都通过节点进行连接,其中每个隐藏层基于前一个层预测而提供预测结果。ANN 与深度学习算法之间的主要差异就是 ANN 有一个隐藏层,而深度学习算法有两个或两个以上隐藏层。图 3.8 显示了深度学习算法的基本结构。

## 3.6.1  卷积神经网络(CNN)算法

　　卷积神经网络(CNN)是最流行的深度学习神经网络,用于图像相关应用[73-76]。CNN 有 3 个层,即输入层、输出层及其中间的很多隐藏层。图 3.9 显示了 CNN 的基础结构。在 CNN 的隐藏层中可进行不同操作,如特征提取、特征整平,以及特征分类。

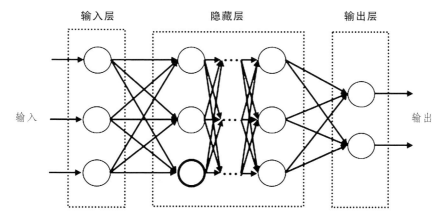

图 3.8  深度学习神经网络(DLNN)的基本模型。

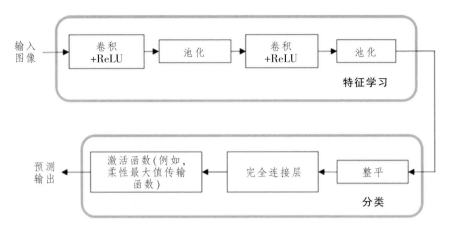

图 3.9 卷积神经网络(CNN)的工作流程。

### 3.6.1.1 特征提取

特征提取操作执行不同的任务,如卷积、非线性整流线性函数(ReLU)以及池化。各个任务的操作如下。

● **卷积**:这是 CNN 上输入图像特征提取的第一步。它与图像空间过滤相似,利用输入图像的少量信息获取图像特征,以此提供图像像素之间的关系。从数学角度而言,它是一种输出,采用图像像素和过滤掩码这两个输入值。利用下述关系可获得输出维度:

$$O = (M - f_M + 1) \times (N - f_N + 1) \tag{3.29}$$

其中,$O$ 表示输出;$f_M \times f_N$ 表示图像像素的维度;$M \times N$ 表示过滤掩码维度。

图 3.10 显示了大小为 5×5、数值为 0 和 1 的图像矩阵,以及大小为 3×3 的过滤掩码。图 3.6 显示了图像矩阵和过滤掩码的卷积值。为具有不同过滤掩码的图像卷积提供了不同特征,如边缘、切斜角信息等。

卷积流程之后还进行步幅和填充等操作,以便更好地提取特征。步幅操作用于变换图像矩阵中的数值,从而从输入图像中获得更优特征。有时,过滤器不适合用于输入图像,因此进行填充操作。在此操作中,一些图像的数值为 0,因此过滤器能够有效运行。

● **非线性 ReLU**:非线性 ReLU 为整流函数,针对卷积特征执行非线性操作。它移除卷积特征中的负值(如图 3.11 的示例)。该函数运用最大化、最小化、均值等各类操作。

$$\begin{bmatrix} 0 & 1 & 1 & 1 & 0 \\ 0 & 1 & 1 & 0 & 1 \\ 0 & 0 & 0 & 1 & 1 \\ 0 & 0 & 1 & 1 & 0 \\ 0 & 1 & 1 & 1 & 0 \end{bmatrix} \times \begin{bmatrix} 1 & 0 & 1 \\ 0 & 1 & 0 \\ 1 & 0 & 1 \end{bmatrix} = \begin{bmatrix} 2 & 4 & 4 \\ 2 & 3 & 3 \\ 1 & 3 & 3 \end{bmatrix}$$

图像矩阵　　　　　　　　　　过滤掩码　　　卷积特征

图 3.10　卷积操作。

$$\begin{bmatrix} 1 & 26 & -7 & 35 \\ 16 & -116 & 24 & -9 \\ 26 & -18 & 19 & -50 \\ 101 & 75 & 14 & 45 \end{bmatrix} \xrightarrow{\text{传递函数}} \begin{bmatrix} 1 & 26 & 0 & 35 \\ 16 & 0 & 24 & 0 \\ 26 & 0 & 19 & 0 \\ 101 & 75 & 14 & 45 \end{bmatrix}$$

图 3.11　ReLU 操作。

- 池化：此过程也被称为上采样或下采样，能够减小各个特征的维度大小。CNN 中采用最大化、求和以及求平均值等不同类型的池化操作，对所提取特征进行降维。图 3.12 显示了平均池化示例。

### 3.6.1.2　分类

此操作包含 3 个不同的操作，即整平、特征预测和激活函数。整平就是将提取的特征由输入图像整平至向量。将该向量输入至完全连接的网络(如神经网络)预测输入特征向量。最后，采用柔性最大值传输函数或 S 型函数等激活函数对神经网络输出的预测值进行分类。

## 3.6.2　其他深度学习算法

文献中采用各类深度学习算法研究图像相关应用[71]。这些算法包括卷积神经网络(CNN)、深度自解码器(DA)、循环神经网络(RNN)、深度信念网络(DBN)、深

$$\begin{bmatrix} 1 & 1 & 2 & 4 \\ 5 & 6 & 7 & 8 \\ 3 & 2 & 1 & 0 \\ 1 & 2 & 3 & 4 \end{bmatrix} \xrightarrow[\substack{(2\times2)\text{的平均池}}]{\text{过滤掩码为}} \begin{bmatrix} 3 & 5 \\ 2 & 2 \end{bmatrix}$$

图 3.12　平均池化操作。

度神经网络(DNN),以及深度传统极限机器学习(DC-EML)算法等。针对图像处理相关研究,CNN 获得了研究人员的广泛关注并进行了探索。例如,出现 Alexnet[77]、LeNet[78]、Faster R-CNN[79]、GoogLeNet[80]、ResNet[81]等各类 CNN 架构。表 3.2 列出了各类深度学习算法的基本信息及其优劣势。

表 3.2　各类深度学习算法的基本信息

| 序号 | 深度学习算法 | 基本信息 | 优势 | 劣势 |
| --- | --- | --- | --- | --- |
| 1 | 深度神经网络(DNN) | 它是一种简单的深度学习算法,有两个以上隐藏层。一般用于分类和回归等相关应用 | 因具有良好性能和准确度而被广泛运用 | 训练过程花费较多时间 |
| 2 | 卷积神经网络(CNN) | 它是一种用于图像相关应用的良好算法 | 网络的学习过程较快,且具有良好的性能和准确度 | 在分类相关应用中,需要为数据提供大量训练标记 |
| 3 | 循环神经网络(RNN) | 它是一种序列形式的数据算法。网络权重与网络中所有节点共享 | 用于序列操作相关应用。在识别相关应用中准确度较高 | 要求大尺寸数据集以实现更优性能 |
| 4 | 深度信念网络(DBN) | 用于监督式学习和非监督式学习。各个子网络的隐藏层可用于下一个子网络 | 在网络的各个层上采用贪心标准,从而更好地预测输出 | 训练过程中要求更高的计算复杂性 |
| 5 | 深度自解码器(DA) | 它是一种监督式学习算法,用于图像特征降维。在此算法中,输入和输出的大小相同 | 不需要标记的输入数据和不同版本特定应用,例如,去噪自解码器和稀疏自动解码器。为输入数据提供更强稳健性 | 使用前要求预训练过程 |
| 6 | 深度贝尔曼机器(DBM) | 它是以贝尔曼系属性为基础。是 RNN 算法的延伸之一 | 具有更强稳健性,能够抵挡干扰,并且能够高效工作,获得离散预测值 | 对于较大数据集,无法实现参数优化、应用和分析 |

# 参考文献

1. Bishop, C. (2006). *Pattern recognition and machine learning*. Berlin, Germany: Springer.
2. Murphy, K. (2012). *Machine learning – A probabilistic perspective*. Cambridge, MA: MIT Press.
3. Goodfellow, I., Bengio, Y., Courville, A., & Bengio, Y. (2016). *Deep learning* (Vol. 1). Cambridge, MA: MIT Press.
4. Kotsiantis, S. B. (2007). Supervised machine learning: A review of classification techniques. *Informatica, 31*, 249–268.
5. Thanki, R., & Borra, S. (2019). Application of machine learning algorithms for classification and security of diagnostic images. In *Machine learning in bio-signal analysis and diagnostic imaging* (pp. 273–292). London: Academic.
6. Borra, S., Thanki, R., & Dey, N. (2019). *Satellite image analysis: Clustering and classification*. Berlin, Germany: Springer.
7. Nath, S. S., Mishra, G., Kar, J., Chakraborty, S., & Dey, N. (2014, July). A survey of image classification methods and techniques. In *2014 international conference on Control, Instrumentation, Communication and Computational Technologies (ICCICCT)* (pp. 554–557). IEEE.
8. Jawak, S. D., Devliyal, P., & Luis, A. J. (2015). A comprehensive review on pixel oriented and object-oriented methods for information extraction from remotely sensed satellite images with a special emphasis on cryospheric applications. *Advances in Remote Sensing, 4*(03), 177.
9. Lillesand, T., Kiefer, R. W., & Chipman, J. (2014). *Remote sensing and image interpretation*. Hoboken, NJ: Wiley.
10. Zhang, H. (2004). The optimality of Naive Bayes. *AA, 1*(2), 3.
11. Schütze, H., Manning, C. D., & Raghavan, P. (2008). *Introduction to information retrieval* (Vol. 39). Cambridge, UK: Cambridge University Press.
12. McCallum, A., & Nigam, K. (1998, July). A comparison of event models for Naive Bayes text classification. In *AAAI-98 workshop on learning for text categorization* (Vol. 752, No. 1) (pp. 41–48).
13. Metsis, V., Androutsopoulos, I., & Paliouras, G. (2006, July). Spam filtering with naive Bayes-which naive Bayes? *CEAS, 17*, 28–69.
14. Yen, S. H., & Wang, C. J. (2006). SVM based watermarking technique. *Tamkang Journal of Science and Engineering, 9*(2), 141–150.
15. Vapnik, V. (1995). *The nature of statistical learning theory*. New York: Springer.
16. Hsu, C. W., Chang, C. C., & Lin, C. J. (2016). *A practical guide to support vector classification*. https://www.csie.ntu.edu.tw/~cjlin/papers/guide/guide.pdf. Last Access: February 2018.
17. Fisher, R. A. (1936). The use of multiple measurements in taxonomic problems. *Annals of Eugenics, 7*(2), 179–188.
18. Rao, C. R. (1948). The utilization of multiple measurements in problems of biological classification. *Journal of the Royal Statistical Society. Series B (Methodological), 10*(2), 159–203.
19. Mika, S., Ratsch, G., Weston, J., Scholkopf, B., & Mullers, K. R. (1999, August). Fisher discriminant analysis with kernels. In *Neural networks for signal processing IX, 1999. Proceedings of the 1999 IEEE Signal Processing Society workshop* (pp. 41–48). IEEE.
20. Friedman, J. H. (1989). Regularized discriminant analysis. *Journal of the American Statistical Association, 84*(405), 165–175.
21. Raschka, S. (2014). *Linear discriminant analysis*. Web link: https://sebastianraschka.com/Articles/2014_python_lda.html. Last Access: August 2018.
22. Saxena, R. (2017). *How decision tree algorithm works*. Web link: https://dataaspirant.com/2017/01/30/how-decision-tree-algorithm-works/. Last Access: August 2018.
23. Kulkarni, A. D., & Shrestha, A. (2017). Multispectral image analysis using decision trees. *International Journal of Advanced Computer Science and Applications, 8*(6), 11–18.
24. Quinlan, J. R. (1986). Induction of decision trees. *Machine Learning, 1*(1), 81–106.
25. Liaw, A., & Wiener, M. (2002). Classification and regression by random forest. *R News, 2*(3),

18–22.

26. Segal, M. R. (2004). *Machine learning benchmarks and random forest regression*. Dordrecht, The Netherlands: Kluwer Academic Publishers.

27. Cootes, T. F., Ionita, M. C., Lindner, C., & Sauer, P. (2012, October). Robust and accurate shape model fitting using random forest regression voting. In *European conference on Computer Vision* (pp. 278–291). Berlin, Heidelberg, Germany: Springer.

28. Synced. (2017). *How random forest algorithm works in machine learning*. Web link: https://syncedreview.com/2017/10/24/how-random-forest-algorithm-works-in-machine-learning/. Last Access: August 2018.

29. Polamuri, S. (2017). *How the random forest algorithm works in machine learning?* Web link: http://dataaspirant.com/2017/05/22/random-forest-algorithm-machine-learing/. Last Access: August 2018.

30. Kumar, D. N. (2014). *Remote sensing*. https://nptel.ac.in/courses/105108077/. Last Access: July 2018.

31. Wagstaff, K., Cardie, C., Rogers, S., & Schrödl, S. (2001, June). Constrained k-means clustering with background knowledge. *ICML, 1*, 577–584.

32. Hartigan, J. A., & Wong, M. A. (1979). Algorithm AS 136: A k-means clustering algorithm. *Journal of the Royal Statistical Society. Series C (Applied Statistics), 28*(1), 100–108.

33. Kanungo, T., Mount, D. M., Netanyahu, N. S., Piatko, C. D., Silverman, R., & Wu, A. Y. (2002). An efficient k-means clustering algorithm: Analysis and implementation. *IEEE Transactions on Pattern Analysis & Machine Intelligence, 7*, 881–892.

34. Alsabti, K., Ranka, S., & Singh, V. (1997). *An efficient k-means clustering algorithm*.

35. Likas, A., Vlassis, N., & Verbeek, J. J. (2003). The global k-means clustering algorithm. *Pattern Recognition, 36*(2), 451–461.

36. Kaufman, L., & Rousseeuw, P. J. (2009). *Finding groups in data: An introduction to cluster analysis* (Vol. 344). Hoboken, NJ: Wiley.

37. Jain, A. K., & Dubes, R. C. (1988). *Algorithms for clustering data*.

38. Mehrotra, K., Mohan, C. K., & Ranka, S. (1997). *Elements of artificial neural networks*. Cambridge, MA: MIT Press.

39. Jolliffe, I. (2011). Principal component analysis. In *International encyclopedia of statistical science* (pp. 1094–1096). Berlin, Heidelberg, Germany: Springer.

40. Abdi, H., & Williams, L. J. (2010). Principal component analysis. *Wiley Interdisciplinary Reviews: Computational Statistics, 2*(4), 433–459.

41. Celik, T. (2009). Unsupervised change detection in satellite images using principal component analysis and k-means clustering. *IEEE Geoscience and Remote Sensing Letters, 6*(4), 772–776.

42. Wold, S., Esbensen, K., & Geladi, P. (1987). Principal component analysis. *Chemometrics and Intelligent Laboratory Systems, 2*(1-3), 37–52.

43. Kwarteng, P., & Chavez, A. (1989). Extracting spectral contrast in Landsat Thematic Mapper image data using selective principal component analysis. *Photogrammetric Engineering and Remote Sensing, 55*, 339–348.

44. Rodarmel, C., & Shan, J. (2002). Principal component analysis for hyperspectral image classification. *Surveying and Land Information Science, 62*(2), 115–122.

45. Schowengerdt, R. A. (2006). *Remote sensing: Models and methods for image processing*. Saint Louis, MO: Elsevier.

46. Gonzalez, R. C., Woods, R. E., & Eddins, S. L. (2004). *Digital image processing using MATLAB* (Vol. 624). Upper Saddle River, NJ: Pearson-Prentice-Hall.

47. Fauvel, M., Chanussot, J., & Benediktsson, J. A. (2009). Kernel principal component analysis for the classification of hyperspectral remote sensing data over urban areas. *EURASIP Journal on Advances in Signal Processing, 2009*(1), 783194.

48. Dev, S., Wen, B., Lee, Y. H., & Winkler, S. (2016). Machine learning techniques and applications for ground-based image analysis. *arXiv preprint arXiv:1606.02811*.

49. Comon, P. (1994). Independent component analysis, a new concept? *Signal Processing, 36*(3), 287–314.

50. Xiao Benlin, A., Li Fangfang, B., Mao Xingliang, C., & Jin Huazhong, B. (2008). *Study on independent component analysis' application in classification and change detection of multi-*

*spectral images.*

51. Dópido, I., Villa, A., Plaza, A., & Gamba, P. (2012). A quantitative and comparative assessment of unmixing-based feature extraction techniques for hyperspectral image classification. *IEEE Journal of Selected Topics in Applied Earth Observations and Remote Sensing, 5*(2), 421–435.

52. Al-Taei, M. S. M., & Al-Ghrairi, A. H. T. (2016). Satellite image classification using moment and SVD method. *International Journal of Computer (IJC), 23*(1), 10–34.

53. Brindha, S. (2015). Satellite image enhancement using dwt–svd and segmentation using mrr–mrf model. *Journal of Network Communications and Emerging Technologies (JNCET), 1*(1).

54. Ranjith, K. J., Thomas, H. A., & Stamp, M. (2014). Singular value decomposition and metamorphic detection. *Journal of Computer Virology and Hacking Techniques, 11*(4), 203–216.

55. Biernacki, C., Celeux, G., & Govaert, G. (2000). Assessing a mixture model for clustering with the integrated completed likelihood. *IEEE Transactions on Pattern Analysis and Machine Intelligence, 22*(7), 719–725.

56. Biernacki, C., Celeux, G., & Govaert, G. (2003). Choosing starting values for the EM algorithm for getting the highest likelihood in multivariate Gaussian mixture models. *Computational Statistics & Data Analysis, 41*(3–4), 561–575.

57. Zivkovic, Z. (2004, August). Improved adaptive Gaussian mixture model for background subtraction. In *Proceedings of the 17th international conference on Pattern Recognition, 2004. ICPR 2004* (Vol. 2, pp. 28–31). IEEE.

58. Maugis, C., Celeux, G., & Martin-Magniette, M. L. (2009). Variable selection for clustering with Gaussian mixture models. *Biometrics, 65*(3), 701–709.

59. McLachlan, G., & Peel, D. (2000). *Finite mixture models* (Willey Series in Probability and Statistics). New York: Wiley.

60. Kohonen, T. (1982). Self-organized formation of topologically correct feature maps. *Biological Cybernetics, 43*(1), 59–69.

61. Kohonen, T. (1982). Analysis of a simple self-organizing process. *Biological Cybernetics, 44*(2), 135–140.

62. Ritter, H., & Kohonen, T. (1989). Self-organizing semantic maps. *Biological Cybernetics, 61*(4), 241–254.

63. Kangas, J. A., Kohonen, T. K., & Laaksonen, J. T. (1990). Variants of self-organizing maps. *IEEE Transactions on Neural Networks, 1*(1), 93–99.

64. Erwin, E., Obermayer, K., & Schulten, K. (1992). Self-organizing maps: Ordering, convergence properties and energy functions. *Biological Cybernetics, 67*(1), 47–55.

65. Kaski, S., Honkela, T., Lagus, K., & Kohonen, T. (1998). WEBSOM–Self-organizing maps of document collections. *Neurocomputing, 21*(1–3), 101–117.

66. Dittenbach, M., Merkl, D., & Rauber, A. (2000). The growing hierarchical self-organizing map. In *Proceedings of the IEEE-INNS-ENNS international joint conference on Neural Networks, 2000. IJCNN 2000* (Vol. 6, pp. 15–19). IEEE.

67. Fumo, D. (2017). *Types of machine learning algorithms you should know*. Web link: https://towardsdatascience.com/types-of-machine-learning-algorithms-you-should-know-953a08248861. Last Access: March 2020.

68. Q-learning in python. Web link: https://www.geeksforgeeks.org/q-learning-in-python/. Last Access: March 2020.

69. Moni, R. (SmartLab AI). (2019). *Reinforcement learning algorithms – An intuitive overview*. Web link: https://medium.com/@SmartLabAI/reinforcement-learning-algorithms-an-intuitive-overview-904e2dff5bbc

70. Reinforcement Learning Illustration. Web link: https://i.stack.imgur.com/eoeSq.png. Last Access: March 2020.

71. A basic introduction to neural networks. Website: http://pages.cs.wisc.edu/~bolo/shipyard/neural/local.html. Last Access: February 2018.

72. Caudill, M. (1989, February). Neural network primer: Part I. *AI Expert.*

73. Krizhevsky, A., Sutskever, I., & Hinton, G. E. (2012). ImageNet classification with deep convolutional neural networks. *Advances in Neural Information Processing Systems*, 1097–1105.

74. Lawrence, S., Giles, C. L., Tsoi, A. C., & Back, A. D. (1997). Face recognition: A convolutional neural-network approach. *IEEE Transactions on Neural Networks, 8*(1), 98–113.

75. Kandi, H., Mishra, D., & Gorthi, S. R. S. (2017). Exploring the learning capabilities of convolutional neural networks for robust image watermarking. *Computers & Security, 65*, 247–268.

76. Mun, S. M., Nam, S. H., Jang, H. U., Kim, D., & Lee, H. K. (2017). A robust blind watermarking using convolutional neural network. *ArXiv preprint arXiv: 1704.03248.*

77. Alexnet. Web link: https://github.com/BVLC/caffe/tree/master/models/bvlc_alexnet. Last access: February 2019.

78. LeNet. Web link: http://deeplearning.net/tutorial/lenet.html. Last access: February 2019.

79. Faster R-CNN. Web link: https://github.com/rbgirshick/py-faster-rcnn. Last access: February 2019.

80. GoogLeNet. Web link: https://leonardoaraujosantos.gitbooks.io/artificial-inteligence/content/googlenet.html. Last access: February 2019.

81. ResNet. Web link: https://github.com/gcr/torch-residual-networks. Last access: February 2019.

# 第 **4** 章

# 医疗和医学影像中的人工智能

在第 3 章，我们了解了有关人工智能和各种学习算法的信息。在本章中，我们将讨论人工智能在医疗保健和医学影像中的作用，以及市场上可用的几种工具和技术。

## 4.1 人工智能医疗

医疗保健中的人工智能使用各种算法来解释、分析和可视化复杂的医疗数据。人工智能是在不受人类输入干扰的情况下，根据给定的输入数据做出决策的能力。人工智能技术不同于医疗保健中使用的传统技术，在传统技术中，收集和处理的数据最终为用户提供了更好的决策。而人工智能技术使用各种机器学习算法和深度学习算法，可以分析医疗数据并创建自己的决策。为了更好地做出决策，人工智能算法需要反复模拟和测试。这些算法在两个方面与人类的行为不同：①算法的编写方式不能根据输入数据进行自我调整，只能执行预定义的任务；②一些算法具有隐藏层，可以给出首选的决策和预测，但不能给出起因或为什么[1]。

医疗保健的人工智能应用其主要目标是分析诊断和治疗方法与决策之间的关系[2]。目前正在开发人工智能技术，并将其应用于医疗保健各个领域的实践，如诊断方法、治疗方案开发、药物或药物开发、健康监测等。最近，世界各地的许多医疗机构为医疗保健中的各种应用开发了基于人工智能的算法。IBM、谷歌和英特尔等公司也为医疗保健开发了各种基于人工智能的应用程序[3,4]。此外，医院正在寻找相应的人工智能软件以支持运营计划，节约更多的成本，提高患者满意度，并满足他们的人员配备和劳动力需求[5]。许多公司和创业公司都在开发预测分析方案，通过提高利用率、减少住院患者人数、缩短住院时间和优化人员配备水平，帮助医疗保健管理人员改善业务运营[6]。

这种基于人工智能的系统是在 20 世纪 70 年代初开发的，被称为 Dendral[7]。该系统是针对有机化学中的应用而设计的，为后续系统 MYCIN[8]提供了基础。这是人工智能在医学发展中的首次应用[9,10]。到了 20 世纪 80 年代和 90 年代初，计算机算法和网络的进步帮助研究人员和开发人员对人工智能系统有了足够的信心，并为这些医疗保健系统的设计铺平了道路，这些系统在没有完美数据的情况下可以表现得更好，并为医生提供决策[11]。这些系统被用于各种学习方法，如模糊集合理论、贝叶斯网络和人工神经网络，以实现医疗数据的智能解决方案[12]。各种技术的进步促进了人工智能医疗相关应用的增长[13-18]：

- 更快地收集和处理数据。
- 开发各种类型的数据库。
- 设计合适的电子健康记录系统。
- 提高人类感知和决策能力。
- 开发基于机器人的治疗方法。

### 4.1.1 基于人工智能的医疗研究

在过去的 10 年间，基于人工智能的系统在医疗保健的各个领域进行了研究和开发。这些领域包括放射学、医学影像、医疗监测系统、药物开发等。

- **放射学**：基于人工智能的系统可以检测到医学影像中的微小变化，而这些变化可能会被实验室放射科医生意外漏掉。一个例子是由斯坦福大学研究团队开发的基于人工智能的肺炎检测算法，其结果比放射科医生做出的预测更好[19]。最近，许多公司提供了不同的基于 AI 的平台，可以上传医学影像，决策结果是基于输入的图像。这些平台是在各种基于人工智能的算法(如机器学习和深度学习)的帮助下开发的。

- **成像**：在医学影像的帮助下，许多研究正在推进各种基于人工智能的系统的开发。这些系统根据医学影像的输入类型，检测疾病的各种类型，如癌症、糖尿病、青光眼等。

- **疾病诊断**：在基于人工智能系统的帮助下，许多疾病都可以被高效、准确地诊断出来。一些疾病，如癌症、糖尿病和心血管疾病，在基于人工智能的系统的帮助下得到了准确的诊断，这是几项研究和测试的产物[20]。2017 年，Jiang 等[21]回顾了用于不同类型疾病诊断的各种基于人工智能的系统。这些系统使用各种算法，如支持向量机(SVM)、神经网络、决策树等。

● **远程医疗**：随着远程医疗应用的迅速增加，基于人工智能的系统的开发应运而生[22]。该系统使用人工智能监测患者的健康，从而将重要的健康信息传输给医生，以便更好地诊断和治疗疾病[22]。

● **药物开发和相互作用**：文献中提供了各种药物开发算法，这些算法显示了人工智能的重要用途[23]。强迫症（OCD）药物分子 DSP-1181 是由英国创业公司 ExSciencetia 和日本制药公司住友第一制药公司（Sumitomo Dainippon Pharma）发明并开发的[23]。由于自然语言处理（NLP）的改进，研究人员开发了许多新的算法来研究药物对人体的影响[24-27]。药物相互作用给同时服用多种药物的患者带来风险。

## 4.1.2　人工智能在医疗保健中的应用

在信息时代，许多行业都受到了新技术的冲击。根据 CB Insights 2016 年的一份报告，86%的医疗保健提供商、生命科学公司和医疗保健技术供应商使用人工智能技术。截至 2020 年，这些公司在人工智能项目上的平均投入会达到 5400 万美元。以下为人工智能的常见应用，它们正在改变最近和未来的医疗行业[28]。

● **维护医疗数据**：由于医疗保健的第一步是编辑和分析信息（如病历和其他历史记录），因此数据管理是人工智能和数字自动化的广泛应用。基于人工智能的系统收集、存储、重新格式化和跟踪数据，以提供更快、更一致的访问。

● **做重复性工作**：基于人工智能的系统可以更快、更准确地执行检查、X 线、CT 扫描、数据输入和其他日常任务。心脏病学和放射学是两个需要分析的数据量巨大且耗时的学科。未来的心脏病学家和放射学家只须关注最危急的病例即可，在这类病例中，人类监测是有用的。

● **治疗方法的设计**：创建人工智能系统分析来自患者档案、外部研究和临床专业知识的数据（笔记和报告），有助于选择正确的、个性化的治疗路径。

● **数字会诊**：像英国的巴比伦这样的应用程序使用人工智能提供基于个人病史和普通医学知识的医疗咨询。用户将他们的症状报告给这款应用程序，该应用程序使用语音识别将其与疾病数据库进行比较。以用户的病史为根据，巴比伦提供推荐的操作。

● **虚拟护士**：有一些创业公司开发了数字护士，帮助人们监控患者的病情，并在就诊期间跟踪治疗。这个项目使用机器学习来支持患者，专门研究慢性病。2016 年，波士顿儿童医院为亚马逊 Alexa 开发了一款应用，为患病儿童的父母提供基本的健康信息和建议。这款应用可以回答有关症状和是否需要去看医生的问题。

●**药物管理**:患者健康研究所(Patient Institute Of Health)开发了一款独特的应用程序,通过与人工智能合作的智能手机网络摄像头,监控患者的用药情况,自动验证患者是否在服用处方,并帮助他们做好病情管理。最常见的使用者是病情严重的患者、违背医生建议的患者,以及参与临床试验的人。

●**药物开发**:通过临床试验开发 CE 行动需要十多年和数十亿美元。让这一过程变得更快、更便宜,可以改变世界。在最近的埃博拉病毒威胁中,一个人工智能驱动的程序被用来扫描现有的药物,这些药物被重新设计来对抗埃博拉病毒。这种类型的分析通常会在一天内发现两个降低埃博拉感染风险的行动,而这种类型分析通常需要几个月或几年的时间,这一差异可以拯救数千人的生命。

●**精准医学**:遗传学及其从 DNA 信息中寻找突变和与疾病的联系。在人工智能的帮助下,身体扫描可以提前检测到癌症和血管疾病,并根据人们的基因预测人们将面临的健康风险。

●**健康监测**:Fitbit、苹果、Garmin 等可穿戴型健康跟踪器能够监测心率和活动水平。它们可以向用户发送警报,要求他们进行更多的锻炼,并与医生(和人工智能系统)分享这些信息,以获得有关患者需求和习惯的更多信息点。

●**医疗系统分析**:在荷兰,97% 的医疗发票是数字化的。一家荷兰公司使用人工智能来传输数据,并帮助医疗系统避免不必要的患者住院,以着重治理治疗和工作流程的低效。

### 4.1.3　医疗保健领域相关的公司

大型保健公司与其他保健公司合并的后续动力使获得更多的保健数据成为可能[29]。更多的健康数据可能允许更多的人工智能算法的实施[30]。临床决策支持系统是医疗保健行业中侧重于实施人工智能的重要部分[31]。随着数据数量的增加,人工智能决策支持系统变得更加高效。许多公司都在探索将大数据纳入医疗行业的可能性[32]。

以下是为医疗保健领域使用的人工智能算法做出贡献的大公司的例子。

●**IBM**:IBM 的沃森肿瘤学正在纪念斯隆·凯特琳癌症中心和克利夫兰诊所进行研发[33]。IBM 还在与 CVS Health 合作,研究人工智能在慢性病治疗中的应用,并与强生公司合作分析科学论文,为药物开发寻找新的联系[34]。2017 年 5 月,IBM 和伦斯勒理工学院(Rensselaer Polytechnic Institute)启动了一个名为"通过分析、学习和语义增强健康能力(HEALS)"的联合项目,探索使用人工智能技术增强医疗能力[35]。

- **微软(Microsoft)**：微软的汉诺威项目(Project Hanover)与俄勒冈健康与科学大学骑士癌症研究所(Knight Cancer Institute)合作,分析医学研究,为患者预测最有效的癌症药物治疗方案[36]。其他项目包括肿瘤进展的医学影像分析和可编程细胞的开发[37]。

- **谷歌(Google)**：英国国家医疗服务体系(NHS)正在使用谷歌的 DeepMind 平台,通过手机应用程序收集的数据来检测特定的健康风险[38]。与 NHS 的第二个项目涉及对从 NHS 患者收集的医学影像进行分析, 以开发计算机视觉算法来检测癌症组织[39]。

- **英特尔(Intel)**：英特尔的风险投资部门英特尔资本(Intel Capital)最近投资了创业公司 Lumiata,该公司利用人工智能来识别风险患者并开发护理选项[40]。

- **其他**：数字顾问应用程序,如 Babylon Health 的 GP at Hand,Ada Health 和 Your.MD,使用人工智能根据个人病史和普通医学知识提供医疗咨询[41]。用户将他们的症状报告到这款应用程序中,该应用程序使用语音识别来与疾病数据库进行比较。然后,以用户的病史为基础,Babylon 提供推荐的操作。医疗保健领域的企业家一直在有效地使用七种商业模式原型,将人工智能解决方案推向市场。这些原型取决于为目标用户生成的价值(例如,患者关注对医疗保健提供者和付款人关注)和价值捕获机制(例如,提供信息或连接利益相关者)[42]。

## 4.2　医学影像中的人工智能

多年来,医生们一直在使用医学影像技术来诊断癌症等疾病。然而,人工智能(AI)有潜力进一步发展这项技术,并改善医学影像能力,如自动化程度更高和生产率提高。AI 可以改善医学成像过程,如图像分析,并帮助患者诊断。随着许多应用的 AI 解决方案和更多的 AI 应用程序显示出令人振奋的科学测试结果,预计未来几年医学影像领域的 AI 市场将呈指数级增长。

医学影像使用不同的过程和成像方法来体现人体的内部图像,用于诊断和治疗目的。医学影像通常用于诊断疾病的治疗和随访。术语医学影像包括各种放射影像技术,如 X 线片、磁共振成像(MRI)、医学超声或超声,以及计算机断层扫描(CT)和正电子发射断层扫描(PET)等核医学功能影像技术。人工智能可以改进传统的医学成像方法,如计算机断层扫描(CT)、磁共振影像(MRI)和 X 线,提供以更快的速度和更精确的方式处理图像的计算能力。人工智能在以下方面具有改进医学成像的潜力。

- **自动化程度更高**：人工智能可以实现部分放射工作流程自动化。

- **生产率提高**：人工智能的计算能力比人类更强，因此它可以比医生更快地做出医学影像分析。

- **流程标准化**：人工智能可以为医生提供计算大数据的人工智能工具，帮助和促进医生更智能、更高效地工作。

- **诊断更准确**：研究表明，在从医学影像诊断癌症等多种疾病方面，人工智能能够比医生和专家更有效。例如，谷歌的科学家已经开发了一种诊断乳腺癌的人工智能。人工智能被提交医学图像的幻灯片，并使用 DL 算法来诊断癌细胞。人工智能根据这些幻灯片可达到 99% 的癌症诊断准确率，而对照组的一些医生准确率仅为 38%。

- **计算量化数据**：人工智能可以超出人类认知极限的方式使用量化数据。例如，人工智能可以根据患者的病史和就诊率来预测他们是否会发生心力衰竭。

- **医生的好助手**：人工智能可以计算大量数据，绘制地图，并以医生可以使用的简短、高效的格式呈现相关内容。

## 4.2.1　各种类型的医学成像技术

在本节中，描述了各种类型的医学成像技术。医学成像技术主要有四种：X线、磁共振、CT 和 US。这些技术的细节如下。

- **X 线成像**：第一种医学成像技术是由 Hall-Edwards 发明的，用于观察人体内部器官。这种技术被称为 X 线成像。X 线穿过患者身体照射受疾病影响的器官，并在 X 线片上显示结果。使用这种成像技术生成的图像成本较低，而且易于从一个地方携带到另一个地方。但是，使用该技术生成的图像质量较低，有时很难从中获取有用信息。

- **超声成像（US）**：第二种主要的医学成像技术是由 I.Edler 和 C.Hertz 于 1953 年发明，即超声（US）成像。在这项技术中，超声波信号通过换能器穿过人体皮肤，同一换能器接收由于人体组织中的阻抗差异而产生的回声。这些回声被放大、处理并以数字信号的形式显示在监视器上。Rao 博士[43]很好地解释了这种成像技术是如何工作的。但超声图像的感知质量较低，难以解读。

- **计算机断层扫描（CT）成像**：第三种主要的医学成像技术是 A. Cormack 和 G. Hounsfield 于 1972 年发明的。这种技术被称为计算机断层扫描（CT）。这种图像是通过多个方向的 X 线穿过患者身体照射受疾病影响的器官而产生的。最近，使用该技术生成的图像被广泛应用于治疗与神经学、心脏病学和胃肠病学相关的健康问题。

● **磁共振成像**（MRI）：第四种主要的医学成像技术是由 P. Lauterbur 和 P. Mansfreld 于 1973 年发明的。这种技术被称为磁共振成像（MRI）。在这项技术中，氦液冷磁场被用来产生图像。这种成像技术可以生成 3D 医学图像，并被广泛应用于神经学、胃肠病学和血管造影术相关的健康问题。

最近，由于核医学和光学等基础科学的进步，一些新的医学成像技术进入市场。这些技术被称为正电子发射断层扫描（PET）和内镜检查，用于更好地诊断和治疗患者。PET 图像用于诊断与癌症相关的不同类型的肿瘤检测和治疗。内镜检查发明于 2001 年前后，用于获取人体内部的光学图像。2010 年，通用电气（General Electric）推出了新的医学图像技术，将 CT 和 MR 图像与 PET 图像相结合，以实现更好的健康相关治疗。

## 4.2.2　计算机辅助检测(CADe)和计算机辅助诊断(CADx)

计算机辅助检测（CADe）和计算机辅助诊断（CADx）是帮助医生理解医学影像的系统。各种成像技术，如 X 线、MRI 和 CT，提供了大量的信息，医生或其他医学专业人员必须在短时间内对其进行完美的分析和评估。这些系统以各种方法处理数字图像，并在图像中提供重要信息，帮助更好地检测和预测图像中的疾病。这些系统是跨学科技术，它们结合了人工智能和计算机视觉等各种技术，以更好地分析医学图像。CADe 系统通常检测到明显的结构，而 CADx 系统则评估这些结构。在过去的 50 年间，该系统一直应用于临床环境。该系统不提供完整的解决方案，但起到了辅助作用。医生最终负责一张医学图像的解释。然而，CAD 系统的目标是在患者身上发现医生无法检测到的最早异常迹象，如癌症、青光眼等[44,45]。

大约在 1950 年，计算机各个领域的研究人员开始探索在医学图像的帮助下，开发用于疾病诊断和检测的计算机辅助系统的可能性。第一个 CAD 系统是使用各种流程图、模式匹配和基于知识的假设来开发的，以更好地做出关于疾病预测和诊断的决策[46]。自 20 世纪 70 年代初以来，一些 CAD 系统被开发并用于教育目的。CAD 系统的一些实际例子有 MYCIA、INTERNIST-I 专家系统和 CADUCEUS[47-49]。

### 4.2.2.1　CAD 系统的方法论

CAD 系统基本上是一个基于计算机视觉的复杂系统，用来识别图像。各种类型的医学图像被用来检测其中的可疑结构。通常，需要使用数千幅医学图像来优化系统的性能。数字医学图像数据以 DICOM 格式复制到 CAD 服务器。然后分几步准备和分析数据。一般来说,CAD 系统包括预处理、分割、特征提取和分类等步骤,如图 4.1[50]所示。

● **预处理**:CAD 系统的这一步可提高输入医学图像的质量。它使用各种医学图像算法(如去噪、滤波等)来执行各种操作,如减少图像中的伪影、降低图像中的噪声、提高图像的对比度等。

● **分割**: 在检测可疑区域以供进一步分析时, 图像分割起着非常重要的作用。在该操作期间,从图像中提取医疗保健和医学成像中的各种信息,诸如心、肺、血管等器官的区分、可能的圆形病变,以及感兴趣体积中的样本灰度值[51]。

● **特征提取**:这是 CAD 系统中的重要步骤之一,分析分割的结构或感兴趣区域(ROI)并从中获取重要信息,如肿瘤的致密性、大小和位置、靠近感兴趣区的参考器官,以及 ROI 内的平均灰度值分析。

● **分类**:对可疑区域进行分割和特征提取后,利用各种分类技术,根据选取的特征将可疑区域分为正常或异常。为此,使用了各种分类算法,如 k 近邻、朴素贝叶斯分类器、支持向量机、人工神经网络等。

## 4.2.2.2  CAD 系统的评估

CAD 系统的性能由灵敏性和特异性两个主要因素来衡量, 它们寻找可疑的

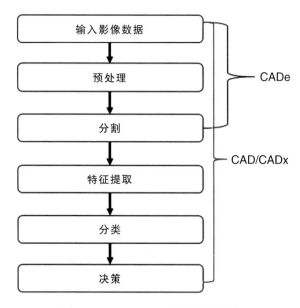

**图 4.1  CADe/CADx 系统的总体框架。**

结构。CAD 系统可能不会 100% 执行,但它们的命中率意味着在目前的情况下灵
敏性可高达 98%。然而,CAD 的准确性取决于用于系统训练的医学图像的条件,
以及各种选择的特征,如图像质量、放射科医生的标记、肿瘤的大小和位置等。特
征的选择可能会影响 CAD 系统的性能。

### 4.2.3  人工智能在医学成像中的应用

通过改进和规范医学成像这一过程,人工智能可以应用于各种医学任务的医
学成像中。然而,人工智能的目的是与人类的洞察力结合使用。人工智能在医学成
像中的应用包括:

- **医学图像分析**:该技术可以比医生更好地识别基于医学图像的异常和疾
病。

- **神经病变诊断**:人工智能可以帮助医生诊断肌萎缩侧索硬化症(ALS)等神
经病变。一项研究还表明,人工智能能够在阿尔茨海默病出现前几年预测到它。

- **揭示心血管异常**:人工智能可以测量患者的心脏结构,并指示他们患心血
管疾病或其他可能需要手术的问题的风险。自动化人工智能可以用来检测常见医
学检查(如胸部 X 线)中的异常,并导致更快的风险检测和更少的误诊。

- **癌症筛查**:癌症早期诊断往往会给患者带来更好的结果。最近,科学家们
创造了一种基于卷积神经网络 (CNN) 的人工智能,这是一种人工神经网络
(ANN),用于识别各种类型的癌症,成功率很高。这些实验表明,人工智能可以减
少检测次数,提高诊断率。

## 参考文献

1. Algorithms Need Managers, Too. *Harvard Business Review* (2016). Weblink: https://hbr.org/2016/01/algorithms-need-managers-too. Last Access: April 2020.
2. Coiera, E. (1997). *Guide to medical informatics, the internet and telemedicine.* London: Chapman & Hall, Ltd.
3. Power, B. (2015). *Artificial intelligence is almost ready for business.* Massachusetts General Hospital. Weblink: https://hbr.org/2015/03/artificial-intelligence-is-almost-ready-for-business. Last Access: April 2020
4. Bloch-Budzier, S. (2016). *NHS using Google technology to treat patients.* Weblink: https://www.bbc.com/news/health-38055509. Last Access: April 2020.
5. Lorenzetti, L. (2016). *Here is how IBM Watson Health is transforming the health care industry.* Weblink: http://fortune.com/ibm-watson-health-business-strategy/. Last Access: April 2020.
6. HealthIT Analytics. (2018). *Providers embrace predictive analytics for clinical, financial benefits.* Weblink: https://healthitanalytics.com/news/providers-embrace-predictive-analytics-for-clinical-financial-benefits. Last Access: April 2020.
7. Lindsay, R. K., Buchanan, B. G., Feigenbaum, E. A., & Lederberg, J. (1993). DENDRAL: A

case study of the first expert system for scientific hypothesis formation. *Artificial Intelligence, 61*(2), 209–261.

8. Clancey, W. J., & Shortliffe, E. H. (Eds.). (1984). *Readings in medical artificial intelligence: The first decade*. Reading, MA: Addison-Wesley Longman Publishing Co., Inc.

9. Shortliffe, E. H., & Buchanan, B. G. (Eds.). (1985). *Rule-based expert systems: The MYCIN experiments of the Stanford heuristic programming project*. Reading, MA: Addison-Wesley Publishing Company.

10. Duda, R. O., & Shortliffe, E. H. (1983). Expert systems research. *Science, 220*(4594), 261–268.

11. Miller, R. A. (1994). Medical diagnostic decision support systems—past, present, and future: A threaded bibliography and brief commentary. *Journal of the American Medical Informatics Association, 1*(1), 8–27.

12. Adlassnig, K. P. (1980). A fuzzy logical model of computer-assisted medical diagnosis. *Methods of Information in Medicine, 19*(03), 141–148.

13. Koomey, J., Berard, S., Sanchez, M., & Wong, H. (2010). Implications of historical trends in the electrical efficiency of computing. *IEEE Annals of the History of Computing, 33*(3), 46–54.

14. Barnes, B., & Dupré, J. (2009). *Genomes and what to make of them*. Chicago: University of Chicago Press.

15. Jha, A. K., DesRoches, C. M., Campbell, E. G., Donelan, K., Rao, S. R., Ferris, T. G., et al. (2009). Use of electronic health records in US hospitals. *New England Journal of Medicine, 360*(16), 1628–1638.

16. Banko, M., & Brill, E. (2001, July). Scaling to very very large corpora for natural language disambiguation. In *Proceedings of the 39th annual meeting on Association for Computational Linguistics* (pp. 26–33). Association for Computational Linguistics.

17. Dougherty, G. (2009). *Digital image processing for medical applications*. Cambridge, UK: Cambridge University Press.

18. Artificial Intelligence and Machine Learning for Healthcare. *Sigmoidal* (2017). Weblink: https://sigmoidal.io/artificial-intelligence-and-machine-learning-for-healthcare/. Last Access: April 2020.

19. Rajpurkar, P., Irvin, J., Zhu, K., Yang, B., Mehta, H., Duan, T., & Lungren, M. P. (2017). Chexnet: Radiologist-level pneumonia detection on chest x-rays with deep learning. *ArXiv preprint arXiv*: 1711.05225.

20. Alić, B., Gurbeta, L., & Badnjević, A. (2017, June). Machine learning techniques for classi-fication of diabetes and cardiovascular diseases. In *2017 Sixth Mediterranean conference on Embedded Computing (MECO)* (pp. 1–4). Piscataway, NJ: IEEE.

21. Jiang, F., Jiang, Y., Zhi, H., Dong, Y., Li, H., Ma, S., et al. (2017). Artificial intelligence in healthcare: Past, present and future. *Stroke and Vascular Neurology, 2*(4), 230–243.

22. Pacis, D. M. M., Subido, E. D., Jr., & Bugtai, N. T. (2018, February). Trends in telemedicine utilizing artificial intelligence. In *AIP conference proceedings* (Vol. 1933, No. 1, p. 040009). New York: AIP Publishing LLC.

23. Artificial intelligence created medicine to be used on humans for first time. *BBC News* (2020). Weblink: https://www.bbc.com/news/technology-51315462. Last Access: April 2020.

24. Bokharaeian, B., & Diaz, A. (2016). Extraction of drug-drug interaction from literature through detecting linguistic-based negation and clause dependency. *Journal of AI and Data Mining, 4*(2), 203–212.

25. Cai, R., Liu, M., Hu, Y., Melton, B. L., Matheny, M. E., Xu, H., et al. (2017). Identification of adverse drug-drug interactions through causal association rule discovery from spontaneous adverse event reports. *Artificial Intelligence in Medicine, 76*, 7–15.

26. Christopoulou, F., Tran, T. T., Sahu, S. K., Miwa, M., & Ananiadou, S. (2020). Adverse drug events and medication relation extraction in electronic health records with ensemble deep learning methods. *Journal of the American Medical Informatics Association, 27*(1), 39–46.

27. Zhou, D., Miao, L., & He, Y. (2018). Position-aware deep multi-task learning for drug–drug interaction extraction. *Artificial Intelligence in Medicine, 87*, 1–8.

28. Swetha. (2018). *10 common applications of artificial intelligence in healthcare*. Weblink: https://medium.com/artificial-intelligence-usm-systems/10-common-applications-of-artifi-cial-intelligence-in-health-care-9d34ccccda5c. Last Access: April. 2020.

29. Monica, P. R. (2018). What merger mania means for health care. *CNNMoney*. Weblink: http://

money.cnn.com/2018/03/08/investing/health-care-mergers-cigna-express-scripts-consolidation/index.html. Last Access: May 2020.

30. Leaf, C. (2018). Why you are the reason for those health care mergers. *Fortune*. Weblink: https://fortune.com/2018/03/19/cvs-aetna-healthcare-mergers-big-data/. Last Access: May 2020.

31. Horvitz, E. J., Breese, J. S., & Henrion, M. (1988). Decision theory in expert systems and artificial intelligence. *International Journal of Approximate Reasoning, 2*(3), 247–302.

32. Arnold, D., & Wilson, T. (2017). *What doctor? Why AI and robotics will define new health.* London: PwC.

33. Cohn, J. (2013). The robot will see you now. *The Atlantic*. Weblink: https://www.theatlantic.com/magazine/archive/2013/03/the-robot-will-see-you-now/309216/. Last Access: May 2020.

34. Lorenzetti, L. (2016). From cancer to consumer tech: A look inside IBM's Watson Health Strategy. *Fortune*. Weblink: http://fortune.com/ibm-watson-health-business-strategy/. Last Access: May 2020.

35. IBM and Rensselaer Team to Research Chronic Diseases with Cognitive Computing. (2017). Weblink: https://news.rpi.edu/content/2017/05/17/ibm-and-rensselaer-team-research-chronic-diseases-cognitive-computing. Last Access: May 2020.

36. Bass, D. (2016). Microsoft develops AI to help cancer doctors find the right treatments. *Bloomberg*. Weblink: https://www.bloomberg.com/news/articles/2016-09-20/microsoft-develops-ai-to-help-cancer-doctors-find-the-right-treatments. Last Access: May 2020.

37. Knapton, S. (2016). Microsoft will 'solve' cancer within 10 years by 'reprogramming' diseased cells. *The Telegraph*. Weblink: https://www.telegraph.co.uk/science/2016/09/20/microsoft-will-solve-cancer-within-10-years-by-reprogramming-dis/. Last Access: May 2020.

38. Bloch-Budzier, S. (2016). NHS teams with Google to treat patients. *BBC News*. Weblink: https://www.bbc.com/news/health-38055509. Last Access: May 2020.

39. Baraniuk, C. (2016). Google gets access to cancer scans. *BBC News*. Weblink: https://www.bbc.com/news/technology-37230806. Last Access: May 2020.

40. Primack, D. (2016). Intel capital cancels $1 billion portfolio sale. *Fortune*. Weblink: http://fortune.com/2016/05/26/intel-capital-cancels-1-billion-portfolio-sale/. Last Access: May 2020.

41. Parkin, S. (2016, 9 March). *The artificially intelligent doctor will hear you now.* MIT Technology. Weblink: https://www.technologyreview.com/s/600868/the-artificially-intelligent-doctor-will-hear-you-now/. Last Access: May 2020.

42. Garbuio, M., & Lin, N. (2019). Artificial intelligence as a growth engine for health care start-ups: Emerging business models. *California Management Review, 61*(2), 59–83.

43. Rao, K., & Rao, V. (2006). *Medical image processing.* In Proceedings of workshop on medical image processing and applications.

44. Bird, R. E., Wallace, T. W., & Yankaskas, B. C. (1992). Analysis of cancers missed at screening mammography. *Radiology, 184*(3), 613–617.

45. Baker, J. A., Rosen, E. L., Lo, J. Y., Gimenez, E. I., Walsh, R., & Soo, M. S. (2003). Computer-aided detection (CAD) in screening mammography: Sensitivity of commercial CAD systems for detecting architectural distortion. *American Journal of Roentgenology, 181*(4), 1083–1088.

46. Yanase, J., & Triantaphyllou, E. (2019). A systematic survey of computer-aided diagnosis in medicine: Past and present developments. *Expert Systems with Applications, 138*, 112821.

47. Shortliffe, E. H., & Buchanan, B. G. (1975). A model of inexact reasoning in medicine. *Mathematical Biosciences, 23*(3–4), 351–379.

48. Miller, R. A., Pople Jr., H. E., & Myers, J. D. (1982). Internist-I, an experimental computer-based diagnostic consultant for general internal medicine. *New England Journal of Medicine, 307*(8), 468–476.

49. Feigenbaum, E. A., & McCorduck, P. (1984). *The fifth generation* (p. 52). London: Pan Books.

50. Koundal, D., & Sharma, B. (2019). Advanced neutrosophic set-based ultrasound image analysis. In *Neutrosophic set in medical image analysis* (pp. 51–73). New York: Academic.

51. Echegaray, S., Gevaert, O., Shah, R., Kamaya, A., Louie, J., Kothary, N., et al. (2015). Core samples for radiomics features that are insensitive to tumor segmentation: Method and pilot study using CT images of hepatocellular carcinoma. *Journal of Medical Imaging, 2*(4), 041011.

# 第 5 章

# 人工智能在乳腺癌检测与诊断中的应用

在第 4 章中,我们讨论了人工智能在医疗保健和医学成像中的重要作用。在本章中,我们将重点介绍检测和诊断乳腺癌的各种成像技术和分期,以及它们的优点和风险。

## 5.1　多种影像技术在乳腺癌检测中的应用

在过去的 20 年里,乳腺癌检测和诊断系统的设计和开发有了很大的进步。乳腺钼靶和乳腺超声等多种影像工具广泛应用于乳腺癌的治疗,为更好地检测和诊断乳腺癌做出了重大贡献。如今,数字成像技术的使用有助于推广计算机辅助肿瘤检测系统。超声、磁共振和核医学的进步也使其在乳腺癌的检测和诊断中得到了重要的应用。接下来的小节将介绍乳腺癌治疗的各种成像技术。

### 5.1.1　乳腺 X 线摄影检查

在过去的 30 年里,乳房的二维 X 线图像一直被用作癌症筛查工具,现在大多数医院仍在使用它来筛查乳腺癌。医生可以通过乳房 X 线摄影来检查乳房组织的变化[1]。

乳房 X 线检查通常可以在乳腺肿块很小甚至触诊还未感觉到之前就可以发现它,有助于乳腺癌的早期检测及发现。乳房 X 线检查按照功能通常可以分为两种类型,分别是筛查性乳房 X 线片和诊断性乳房 X 线片[2]。筛查性乳房 X 线检查是用来在乳房没有任何症状或问题的女性身上排查乳腺癌迹象。每个乳房的 X 线片通常是从两个不同的角度拍摄。如果女性有乳房症状或在筛查乳房 X 线检查中发现变化,也可以使用乳房 X 线摄影检查来检查她的乳房,这就是我们常说的诊断性 X 线检查。诊断性 X 线检查包含筛查性 X 线检查所不具备的乳房额外视图,可用来检查曾经接受过乳腺癌治疗的妇女。乳房 X 线摄影检查通常可以显示乳房的异常区域。虽然并不能证明异常区域是否为癌症,但可以帮助医生决定是否需要更多的检测。

乳房 X 线摄影检查所使用的机器所接受的 X 线剂量比通常我们所使用的 X 线剂量低,而且只用来观察乳房组织。但由于小剂量的 X 线不容易穿过组织,所以在检查时需要用两个平盘来压缩或压平乳房,为了更好地观察乳房组织。医生在阅读乳房 X 线片时会寻找不同类型的乳房变化,如钙化、结节,以及其他可能存在癌症迹象的可疑区域[1-3](如图 5.1 所示乳房 X 线片)。

● **钙化**:钙化是乳房组织内的微小钙沉积,在乳房钼靶 X 线检查中显示为乳房部位的白色斑点,在乳房的良恶性疾病中均有可能观察到钙化。钙化通常分为大钙化和微钙化两种类型。大钙化是指由于乳腺动脉老化、陈旧性损伤或炎症引起的较大的钙沉积,通常为良性病变所致,一般不需要通过组织活检来判断是否患有癌症。随着女性年龄的增加(尤其是在 50 岁之后),大钙化变得更加常见。微钙化是指乳房组织中的微小钙斑。当医生在乳房钼靶 X 线片中观察到微钙化时,与大钙化相比要引起更多重视,但并不意味着癌症一定存在。放射科医生通过微钙化的形状和布局可以判断微钙化由癌症引起的可能性有多高。在大多数情况下,微钙化不需要通过病理活检来确诊。但如果微钙化有可疑的外观和模式,建议进行病理活检以判断患者是否患有癌症。

● **肿块**:肿块在乳房钼靶 X 线片上可表现为一块致密的乳房组织,与周围正常乳房组织不同,可伴或不伴有钙化。肿块绝大多数情况下是良性病变,如乳腺囊肿、乳腺纤维腺瘤等,往往不需要进行组织活检。实质性肿块往往提示患者患癌症可能性大,如果肿块不是单纯的囊肿,可能需要活检来确定它是不是癌症。但是在乳腺钼靶片上囊肿和实质性肿块往往难以辨别,医生可以选择使用乳房超声来区分囊肿和实质性肿块,也可以用一根细长的中空针头从该区域取出(抽出)液体,但如果肿块不是单纯性囊肿(即囊实性或实质性肿块),可能需要更多的影像学检查来确定它是否为癌症。医生也可以通过定期的乳房钼靶 X 线检查或超声检查来随访观察一段时间,看看肿块是否发生了变化;也有一部分肿块需要通过活检进行检查。放射科医生往往可以通过肿块的大小、形状和边缘来判断患者患癌症的可能性有多大。

● **乳房密度**:乳房钼靶 X 线检查报告还能提供乳房密度信息。我们常用乳房密度来描述女性乳房中纤维组织和腺体组织的分布情况。女性乳房中脂肪组织所占比例,往往与患乳腺癌的风险相关,脂肪组织所占比例越高,乳腺组织越致密,

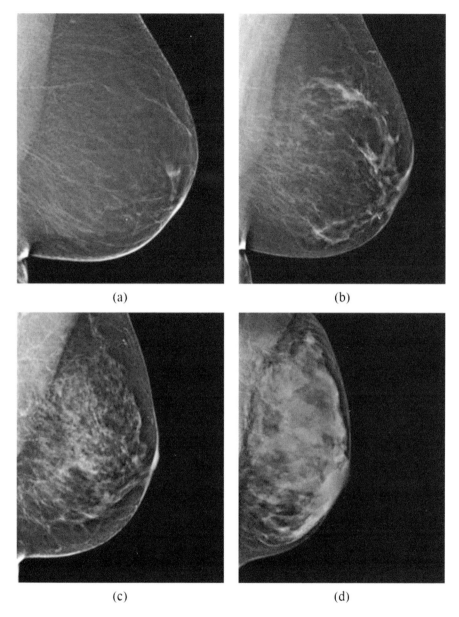

**图 5.1**　不同类型的乳房钼靶照片。(a)所有脂肪组织。(b)散在致密的腺体和纤维组织。(c)致密的腺体和纤维组织。(d)极致密的组织。

则女性患乳腺癌风险就越高。而且致密的乳房组织也会增加在乳房 X 线检查中发现癌症的难度。尽管如此,专家们并不同意乳房致密的女性在进行乳房钼靶 X 线检查的同时增加其他检查,除非她们带有其他乳腺癌的风险因素(包括基因突变、有家族史及其他风险因素)。

乳房钼靶 X 线检查是目前医学上最常用的乳腺癌筛查方法，但它也有其局限性，例如，在提示女性是否患有乳腺癌方面并不是 100%准确。乳房钼靶 X 线检查的局限性详列如下[1-8]。

●**假阴性乳房钼靶 X 线检查结果**：假阴性是指即使患者患有乳腺癌，但乳房钼靶 X 线检查看起来是正常组织。总的来说，筛查性乳房钼靶 X 线检查只能发现大约 4/5 的乳腺癌。乳房致密的女性更有可能得到假阴性结果，假阴性检查结果会给实际上已经患有乳腺癌的女性一种错误的安全感。

●**假阳性乳房钼靶 X 线检查结果**：假阳性是指虽然患者并不患有乳腺癌，但乳房钼靶 X 线检查提示存在恶变。医生在面对异常的乳房钼靶 X 线检查结果时，通常需要额外的检查如诊断性乳房 X 线检查、超声、乳腺磁共振，甚至包括乳腺活检，来确定这种异常变化是否为癌症所导致。假阳性结果在年轻女性和乳房致密、曾经做过乳腺活检、有家族乳腺癌病史或正在服用雌激素治疗的患者中更为常见。在过去 10 余年的筛查性乳房 X 线检查中，大约有一半的女性会在某一特定时间段出现假阳性结果。研究发现，在第一次接受筛查性乳房 X 线检查的女性中，最容易出现假阳性检查结果。对于曾经接受过乳房 X 线检查的女性，假阳性检查结果出现的概率降低了 50%。假阳性乳房 X 线检查结果不仅会引起女性的焦虑，而且还可能造成女性接受许多不必要的检查。额外的检查不仅增加了患者的花费，而且还有可能对女性身体造成损害。

●**乳房 X 线检查可能不会对所有女性都有帮助**：筛查性乳房 X 线检查的价值取决于女性的整体健康状况。如果患有其他严重危及生命健康的疾病，如严重的心脏病或严重的肾脏、肝脏或肺部疾病，及早发现乳腺癌可能对其预后并没有帮助。美国癌症协会(ACS)的乳腺癌筛查指南[1]强调，有严重健康问题或预期寿命较短的女性应该由医生商议决定她们是否要接受筛查性乳腺 X 线检查。尽管乳房 X 线检查经常可以发现乳腺癌，但并不能评估患者的全身状况。

●**过度诊断和过度治疗**：筛查性乳房 X 线检查通常可以发现需要治疗的浸润性乳腺癌和导管原位癌。然而，筛查性乳房 X 线检查可能会发现一些永远不会生长或扩散的浸润性肿瘤和导管原位癌。我们将发现永远不会引起问题的肿瘤称为过度诊断，如果这名妇女没有接受乳房 X 线检查将不会发现这一类不会危及生命的肿瘤，也不会接受治疗。过度诊断而引起的患者接受不必要的治疗称为过度治疗。医生并不总是能分辨出哪些肿瘤会危及生命，哪些不会造成问题。正因为如此，所有乳房 X 线检查提示异常的女性都接受了治疗，这导致一些女性暴露在癌症治疗的不良反应中。过度诊断并不经常发生，乳房 X 线检查将女性过度诊断为乳腺癌的比例在 1%~10%。

- **辐射暴露**：因为乳房钼靶检查是应用 X 线检查，所以会使乳房暴露在辐射之下。尽管每次乳房钼靶检查的辐射量都很低，但辐射量会随着时间的推移而逐渐累积。

## 5.1.2　乳腺超声

乳腺超声[9-10]使用声波生成乳房内部计算机图像，可以显示乳房的某些变化，如在乳房 X 线检查中很难识别的囊肿。对于观察一些乳房病变，如肿块(特别是那些在乳房 X 线片上可以感觉到但触不到的肿块)、乳房组织相对致密的女性的乳房情况，或者在乳房 X 线检查中看到的可疑区域，超声检查可以起到很重要的检测作用。

在区分囊肿和实性肿块方面，超声检查相对灵敏。超声检查也可以用于引导活检针进入乳腺的某个区域，有助于获取细胞并进行癌症检测，也可以在腋下肿大的淋巴结中进行此操作。超声不仅不会给受检者带来痛苦，而且具有便携性、不产生辐射等优点，它的成本也比其他很多检查都要低。超声检查是将一种凝胶涂在乳房的皮肤上，然后用一种称为换能器的棒状仪器在皮肤上移动，换能器发出声波并在回声从身体组织反弹时拾取回声，这些回声被制成计算机屏幕上的图片。而自动乳房超声(ABUS)是使用更大的换能器来拍摄数百张几乎覆盖整个乳房的图像。当 ABUS 完成后，通常需要再次手持超声波，以获得更多可疑区域的图像(乳房的超声图像样本如图 5.2 所示)。

## 5.1.3　乳腺磁共振检查(MRI)

乳腺磁共振成像(MRI)[11-12]使用无线电波和强大的磁铁来制作乳房内部详细图像。乳腺 MRI 有时会用于已经被诊断为乳腺癌的女性，以帮助测量肿瘤的大小、评估单发还是多发，并检查对侧乳房是否有肿瘤，但并不是每个患有乳腺癌的女性都需要接受乳房磁共振检查。对于某些高危女性，建议在每年做乳房钼靶 X 线检查的同时进行乳腺磁共振检查，有助于更好地筛查乳腺癌。但乳腺 MRI 本身不推荐作为乳腺癌常规筛查所需的检查，因为它可能会漏掉一些在钼靶检查中可以发现的癌症。虽然乳腺 MRI 也可以发现一些在乳腺钼靶检查中看不到的癌症，但它也更有可能导致假阳性结果，这可能会导致女性接受本不需要的检查甚至是活检，这也就是为什么不建议将乳腺 MRI 作为患乳腺癌平均风险女性的筛查选项。

- 由于乳房钼靶片是使用专门为乳房设计的 X 线机进行的，所以乳房 MRI

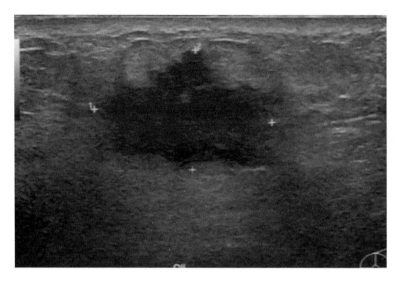

**图 5.2**　乳腺超声图像。

也需要特殊的设备,这种设备是带有专用乳房线圈的磁共振成像仪,这种磁共振成像仪不仅可以进行乳腺磁共振检查,而且还可以引导乳腺穿刺,但并不是所有的医院和成像中心都有专用的乳腺 MRI 设备。MRI 是利用磁铁而不是辐射来制作人体多个角度的横截面图像,包括正面、侧面和矢状面,而且 MRI 还可以生成使用其他影像设备很难观察到的人体软组织图像。

　　● 为了更清晰地显示乳腺组织内的细节,乳腺 MRI 检查通常在检查前或检查期间将一种名为钆的对比剂注射到受检者手臂的静脉中,受检者在拍摄图像的过程中要保持静止不动。完成一组图像通常需要几分钟,整个检查共耗时 45~60 分钟(乳腺 MRI 图像如图 5.3 所示)。

### 5.1.4　检测乳腺癌的最新影像技术

　　目前最常用的乳腺影像检查包括乳腺钼靶检查、超声检查和乳腺 MRI 检查[11-17],还有一些新型乳腺成像检查技术正在开发中,其中乳房断层摄影(3D 乳房钼靶摄影)作为一种新型乳腺检查技术已经在一些医学中心使用,我们还需要时间来观察这些新型检查手段是否等效于甚至优于目前使用的检查方法。

　　● **分子乳腺成像(MBI)**:MBI 是一种针对乳腺的核医学成像检查,也被称为乳腺核素扫描或乳腺特异性伽马成像(BSGI)。这项检查通常需要将放射性化学物质注入受检者血液中,然后使用一台特殊的机器来观察受检者乳腺内部的结构。MBI 主要是为了观察乳腺钼靶检查所提示的异常肿块,帮助乳腺癌患者更好

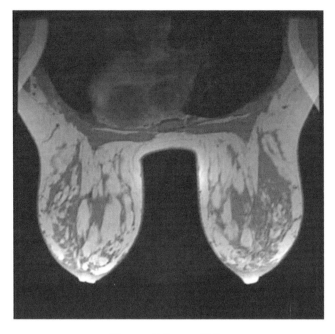

图 5.3　乳腺 MRI 图像。

地分型,对乳房致密的女性进行更准确的检查。MBI 的一个潜在缺点是会使全身暴露在辐射下,所以 MBI 不太可能用于筛查。

- **正电子发射乳房摄影术(PEM):** PEM 是一种类似于 PET 检查的新型乳腺成像检查。PEM 扫描是将一种附着在放射性粒子上的糖注入受检者血液中来检测癌细胞。PEM 扫描也许能更好地检测出乳房内的小簇癌细胞。为了对乳腺癌更全面地评估,目前 PEM 主要在患有乳腺癌的女性身上进行研究。PEM 与 MBI 检查一样,会使受检者全身暴露在辐射中,所以 PEM 也不被推荐作为乳腺癌筛查的常规检查。

- **对比增强乳房摄影(CEM):** CEM 是一种新型乳腺成像检查,也被称为对比增强光谱乳房摄影(CESM)。CEM 检查是指将含碘的对比染料注射入受检者的静脉中, 几分钟后拍摄两套乳房 X 线片, 通过对比更好地显示乳腺中的异常区域。CEM 检查可以更准确地观察乳腺钼靶片上显示异常的区域,并能够更好地评估早期乳癌的病变范围。目前正在将 CEM 检查与乳腺 MRI 检查进行对比。如果研究能证明 CEM 检查和乳腺 MRI 具有等效性,CEM 检查会因其省时又便宜的优点而得到更广泛的应用。

- **光学成像:** 光学成像检查主要通过将光线照入乳房,然后测量返回或穿过组织的光线来进行乳腺检查。该技术不使用辐射，也不需要进行乳房按压。目前正在考虑将光学成像与其他检查如 MRI、超声或 3D 乳房 X 线检查等相结合，共同进行乳腺癌的诊断。

● **电阻抗断层扫描（EIT）**：EIT 检查是基于乳腺癌细胞的导电方式与正常细胞不同这一观点，对乳腺的导电性进行扫描。EIT 检查使用非常小的电流通过乳房，然后通过贴在皮肤上的小电极来检测该电流。EIT 检查不仅不会造成受检者辐射暴露而且不会挤压乳房。EIT 检查可以用来对乳房 X 线检查中发现的肿瘤进行分类。但目前还没有足够的临床证据支持其可以用于乳腺癌筛查。

● **弹性成像**：弹性成像检查属于超声检查的一部分。基于乳腺癌往往比周围的乳腺组织更结实和坚硬这一观点，弹性成像检查可以通过将乳腺轻微压缩来显示可疑区域有多坚固。有研究证实，弹性成像检查可以用来帮助判断可疑区域的性质。

## 5.2　乳腺癌的不同诊断阶段

近年来，数字图像处理技术不仅提高了图像本身的质量，而且还提高了机器自动理解和解释的图像质量，有效地解决了医疗保健中的许多问题[18-19]。在计算机辅助诊断系统中，首先收集医学图像，然后进行预处理、分割、特征提取，最后进行分类[20-21]。图 5.4 显示了利用图像处理技术和基于人工智能的分类器的乳腺癌检测和诊断系统的各个阶段[18]。

### 5.2.1　乳腺图像采集

该系统的第一步是获取乳腺图像，从医院收集各种图像方面的乳腺数据，并将这些图像的格式统一为 DICOM 格式。

### 5.2.2　乳腺图像预处理

该系统的第二步是对输入的乳腺图像进行预处理，通过降噪、增强对比度等方法来提高图像的质量。图像预处理还可以通过滤波、对比度拉伸、直方图均衡化等各种技术来完成。表 5.1[18-22]总结和讨论了一些重要的预处理技术，表中数据是从文献中收集的[18-22]。

### 5.2.3　乳腺图像分割

该系统的下一步是图像分割，目前常用的分割技术见表 5.2[18,24]。

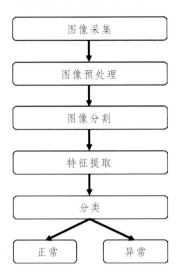

图 5.4　乳腺癌检测和诊断系统的各个阶段。

表 5.1　各种图像预处理技术

| 预处理技术 | 描述 |
| --- | --- |
| 固定模式噪声（FPN） | 在图像采集过程中由于来自各种探测器的辐射,图像中会出现噪声。可以通过从获取的图像中减去黑体图像来消除噪声 |
| 坏像素 | 行为与阵列中的其他像素不同的像素被称为坏像素。此像素没有任何有用信息,应从阵列中删除。系统知道这些坏像素的位置,并通过相邻像素的平均值将其移除 |
| 光损伤 | 由于曝光有限而导致图像中心的角落变暗,往往取决于像素位置和与环境的温差 |
| 温度校准 | 红外相机提供的图像的灰度值在诸如温度值的线性标度上进行变换。温度校准方法是由 Ghoncheh 等提出的[23],红外相机与其他各种相机均放置了具有参考温度的设施。当参考温度改变时,红外相机捕捉图像 |
| 噪声平滑 | 著名的预处理技术之一，它通过使用各种类型的图像处理滤波器来消除图像中的噪声 |

## 5.2.4　乳腺组织的特征提取

将图像转换为数据值的过程称为特征提取,有许多方法可以从图像中提取或选择特征。最常见的特征包括空间、变换、边缘和边界、颜色、形状、纹理等。这些特征在乳腺癌的诊断中起着非常重要的作用,利用乳腺癌组织的特征与乳腺正常组织的特征不同能够区分乳腺中的正常组织和异常组织[21-25]。表 5.3 给出了一些用于乳腺癌诊断的重要特征[21-25]。

表 5.2 各种图像分割技术

| 分割技术 | 工作原理 | 优点 | 局限性 |
| --- | --- | --- | --- |
| 边缘检测法 | 根据边缘识别图像中的间断 | 简单易懂 | 不适用于其中有未定义边缘的图像 |
| 阈值转换法 | 在对比度方面提高图像质量 | 无须事先准备即可轻松应用于任何图像 | 不适用于灰度值不明确的图像 |
| 区域相关法 | 识别图像中具有相似性质的区域 | 消除图像中的噪声，提高图像质量 | 区域识别法复杂、耗时长；区域识别法依赖于基础像素信息的选择 |
| 模糊逻辑法 | 运用模糊推理的各种数学性质和规则 | 用于标识图像中的低级别详细信息 | 设计困难，方法复杂 |
| 神经网络法 | 用于聚类和分类 | 易于开发 | 需要大量训练时间 |

表 5.3 乳腺组织的重要特征

| 值 | 偏倚 | 熵(例如，平均熵和熵) |
| --- | --- | --- |
| 标准差 | 相关 | 方差 |
| 峰态 | 局部二进制模式 | 规则性 |
| 对比 | 组织深度 | 差方差 |

## 5.2.5 乳腺癌分类

从乳腺图像中提取特征之后，可以在分类器的帮助下对乳腺组织进行分类。分类器指的是一种基于人工智能的算法，如支持向量机 (SVM)、人工神经网络 (ANN)[31-32]、k 近邻(k-NN)[33]，以及原始贝叶斯(naïve Bayes)[34]等，这些算法可根据正常组织或异常组织特征对乳腺组织进行分类。在大多数分类器中支持向量机常被广泛用于鉴别良恶性乳腺组织。表 5.4 总结了各种分类器的性能，以及它们在乳腺癌诊断中的优势和准确性[21]。

表 5.4 诊断乳腺癌的各种分类法的性能

| 分类法 | 使用的乳腺图像检查 | 使用功能 | 精度范围(%) | 灵敏性范围(%) | 特异性范围(%) |
|---|---|---|---|---|---|
| SVM[26-30] | 乳腺钼靶、乳腺超声、热像仪 | 相关性、熵、均值、方差、概率、灰度共生矩阵(GLCM)特征、LBP特征、小波特征 | 88.1~95.85 | 81.82~97.82 | 89.09~100 |
| 人工神经网络[31-32] | 乳腺钼靶 | 年龄、均值、方差、熵、对比度、自相关、最大概率 | 67.8~92.8 | 未报道 | 未报道 |
| k-NN[29-33] | 乳腺钼靶 | 对比度、相关性、熵、差方差、最大概率、GLCM特征、灰度游程矩阵(GLRLM)特征、法则纹理能量度量(LTEM)特征 | 64~92.5 | 72.2~100 | 54.4~87.0 |
| 原始贝叶斯[34] | 热像仪 | 对比度、相关性、熵、差方差、最大概率 | 80.0 | 76.9 | 85.7 |

# 参考文献

1. Breast Cancer Early Detection and Diagnosis. (2016). Weblink: https://www.cancer.org/cancer/breast-cancer/screening-tests-and-early-detection.html. Last Access: May 2020.
2. Radiological Society of North America (RSNA), Mammography (2019). Weblink: https://www.radiologyinfo.org/en/info.cfm?pg=mammo. Last Access: May 2020.
3. Helvie, M. A., & Patterson, S. K. (2014). Chapter 11: Imaging analysis: Mammography. In J. R. Harris, M. E. Lippman, M. Morrow, & C. K. Osborne (Eds.), *Diseases of the breast* (5th ed.). Philadelphia, PA: Lippincott Williams & Wilkins.
4. Hubbard, R. A., Kerlikowske, K., Flowers, C. I., Yankaskas, B. C., Zhu, W., & Miglioretti, D. L. (2011). Cumulative probability of false-positive recall or biopsy recommendation after 10 years of screening mammography: A cohort study. *Annals of Internal Medicine, 155*(8), 481–492.
5. Lee, C. I., & Elmore, J. G. (2014). Chapter 10: Breast cancer screening. In J. R. Harris, M. E. Lippman, M. Morrow, & C. K. Osborne (Eds.), *Diseases of the breast* (5th ed.). Philadelphia, PA: Lippincott Williams & Wilkins.
6. Puliti, D., Duffy, S. W., Miccinesi, G., De Koning, H., Lynge, E., Zappa, M., et al. (2012). Overdiagnosis in mammographic screening for breast cancer in Europe: A literature review. *Journal of Medical Screening, 19*(1_suppl), 42–56.
7. Rosenberg, R. D., Hunt, W. C., Williamson, M. R., Gilliland, F. D., Wiest, P. W., Kelsey, C. A., et al. (1998). Effects of age, breast density, ethnicity, and estrogen replacement therapy

on screening mammographic sensitivity and cancer stage at diagnosis: A review of 183,134 screening mammograms in Albuquerque, New Mexico. *Radiology, 209*(2), 511–518.

8. Lauby-Secretan, B., Scoccianti, C., Loomis, D., Benbrahim-Tallaa, L., Bouvard, V., Bianchini, F., et al. (2015). Breast-cancer screening—Viewpoint of the IARC working group. *New England Journal of Medicine, 372*(24), 2353–2358.

9. Esserman, L. J., & Joe, B. N. (2012). *Diagnostic evaluation of women with suspected breast cancer.* Weblink: www.uptodate.com/contents/diagnostic-evaluation-ofwomen-with-suspected-breast-cancer. Last Access: May 2020.

10. Sedgwick, E. (2014). L., chapter 11: Imaging analysis: Ultrasonography. In J. R. Harris, M. E. Lippman, M. Morrow, & C. K. Osborne (Eds.), *Diseases of the breast* (5th ed.). Philadelphia, PA: Lippincott Williams & Wilkins.

11. Slanetz, P. J. (2019). *MRI of the breast and emerging technologies.* Weblink: https://www.uptodate.com/contents/mri-of-the-breast-and-emerging-technologies. Last Access: May 2020.

12. Weinstein, S. P., & Roth, S. O. (2014). Chapter 12: Imaging analysis: Magnetic resonance imaging. In J. R. Harris, M. E. Lippman, M. Morrow, & C. K. Osborne (Eds.), *Diseases of the breast* (5th ed.). Philadelphia, PA: Lippincott Williams & Wilkins.

13. Caldarella, C., Treglia, G., & Giordano, A. (2014). Diagnostic performance of dedicated positron emission mammography using fluorine-18-fluorodeoxyglucose in women with suspicious breast lesions: A meta-analysis. *Clinical Breast Cancer, 14*(4), 241–248.

14. Jochelson, M. (2014). S., chapter 13: Imaging analysis: New breast imaging techniques. In J. R. Harris, M. E. Lippman, M. Morrow, & C. K. Osborne (Eds.), *Diseases of the Breast. 5th ed.* Philadelphia, PA: Lippincott Williams & Wilkins.

15. Perry, H., Phillips, J., Dialani, V., Slanetz, P. J., Fein-Zachary, V. J., Karimova, E. J., et al. (2019). Contrast-enhanced mammography: A systematic guide to interpretation and reporting. *American Journal of Roentgenology, 212*(1), 222–231.

16. Rhodes, D. J., Hruska, C. B., Phillips, S. W., Whaley, D. H., & O'Connor, M. K. (2011). Dedicated dual-head gamma imaging for breast cancer screening in women with mammographically dense breasts. *Radiology, 258*(1), 106–118.

17. Weigert, J. M., Bertrand, M. L., Lanzkowsky, L., Stern, L. H., & Kieper, D. A. (2012). Results of a multicenter patient registry to determine the clinical impact of breast-specific gamma imaging, a molecular breast imaging technique. *American Journal of Roentgenology, 198*(1), W69–W75.

18. Sadoughi, F., Kazemy, Z., Hamedan, F., Owji, L., Rahmanikatigari, M., & Azadboni, T. (2018). Artificial intelligence methods for the diagnosis of breast cancer by image processing: A review. *Breast Cancer: Targets and Therapy, 10*, 219.

19. Kumar, A., & Shaik, F. (2015). *Image processing in diabetic-related causes.* Springer.

20. Haddadnia, J., Hashemian, M., & Hassanpour, K. (2012). Diagnosis of breast cancer using a combination of genetic algorithm and artificial neural network in medical infrared thermal imaging. *Iranian Journal of Medical Physics, 9*(4), 265–274.

21. Pradeep, N., Girisha, H., Sreepathi, B., & Karibasappa, K. (2012). Feature extraction of mammograms. *International Journal of Bioinformatics Research, 4*(1), 241–244.

22. Ibarra-Castanedo, C., Bendada, A., & Maldague, X. (2007, October). Thermographic image processing for NDT. In *IV Conferencia Panamericana de END* (Vol. 79, pp. 1–12).

23. Ghoncheh, M., Pournamdar, Z., & Salehiniya, H. (2016). Incidence and mortality and epidemiology of breast cancer in the world. *Asian Pacific Journal of Cancer Prevention, 17*(S3), 43–46.

24. Sonawane, M. S., & Dhawale, C. A. (2015). A brief survey of image segmentation methods. *International Journal of Computer Applications, 975*, 8887.

25. Lin, H. C., Chiu, C. Y., & Yang, S. N. (2003). Finding textures by textual descriptions, visual examples, and relevance feedback. *Pattern Recognition Letters, 24*(14), 2255–2267.

26. Francis, S. V., Sasikala, M., & Saranya, S. (2014). Detection of breast abnormality from thermograms using curvelet transform based feature extraction. *Journal of Medical Systems, 38*(4), 23.

27. Prabusankarlal, K. M., Thirumoorthy, P., & Manavalan, R. (2015). Assessment of combined textural and morphological features for diagnosis of breast masses in ultrasound. *Human-centric Computing and Information Sciences, 5*(1), 12.

28. Shi, X., Cheng, H., & Hu, L. (2006, October). Mass detection and classification in breast ultrasound images using fuzzy SVM. In *The 9ᵗʰ Joint International Conference on Information Sciences (JCIS-06)*. Atlantis: Press.

29. Basheer, N. M., & Mohammed, M. H. (2013). Classification of breast masses in digital mammograms using support vector machines. *International Journal of Advanced Research in Computer Science and Software Engineering, 3*(10).

30. Acharya, U. R., Ng, E. Y. K., Tan, J. H., & Sree, S. V. (2012). Thermography based breast cancer detection using texture features and support vector machine. *Journal of Medical Systems, 36*(3), 1503–1510.

31. Saini, S., & Vijay, R. (2015, April). Mammogram analysis using feed-forward backpropagation and cascade-forward back propagation artificial neural network. In *2015 fifth international conference on communication systems and network technologies* (pp. 1177–1180). IEEE.

32. Saini, S., & Vijay, R. (2014). Optimization of artificial neural network breast Cancer detection system based on image registration techniques. *International Journal of Computer Applications, 105*(14), 26–29.

33. Ali, M. A., Sayed, G. I., Gaber, T., Hassanien, A. E., Snasel, V., & Silva, L. F. (2015, September). Detection of breast abnormalities of thermograms based on a new segmentation method. In *2015 Federated conference on computer science and information systems (FedCSIS)* (pp. 255–261). IEEE.

34. Milosevic, M., Jankovic, D., & Peulic, A. (2014). Thermography based breast cancer detection using texture features and minimum variance quantization. *EXCLI Journal, 13*, 1204.

# 第 **6** 章
# 乳腺癌分类的深度学习模型

在前几章中,我们从各个方面讨论了人工智能在医疗、医学影像学和乳腺癌检测中的应用。本章主要讨论乳腺癌检测的各种图像数据集,同时还提出乳腺癌分类的深度学习模型及其性能。

## 6.1 各种乳腺癌影像数据集

近年来,计算机辅助检测诊断系统(CAD)已被应用于乳腺癌的检测和诊断。大量的乳腺钼靶图像数据集在 CAD 系统的升级开发中发挥了重要作用。文献[1]中有许多乳房钼靶图片的数据集,本节将介绍这几种流行的乳腺癌数据集,如 MIAS、DDSM、BancoWebLAPIMO 及其他乳腺癌数据集等。这些数据集已用于多个研究项目,并在大量文献中得到应用[1]。这些数据集的详细信息汇总在表 6.1 和表 6.2[1-10]中。

### 6.1.1 乳房造影图像分析协会(MIAS)数据集

这个钼靶数据集是最早的乳腺癌图像数据集,目前被广泛应用于各类研究[2]。此数据集可在 http://peipa.essex.ac.uk/info/mias.html 网站中获得,其包括 161 例患者的 320 张中侧-斜向(MLO)图像,包括乳腺良性及恶性病变的异常图像和正常患者图像。该数据集中的图像包含关于乳房密度的信息,但未按照美国放射学院(ACR)的标准进行分类[1]。

### 6.1.2 乳房造影筛查数据集(DDSM)

这是最常用的数据集,有关此数据集的信息,请访问 http://www.eng.usf.edu/cvprg/Mammography/Database.html [3]。这是目前最大的公共乳腺数据集,共包括

表 6.1　常用的乳腺癌数据集

| 参数 | Inbreast[1] | BancoWeb LAPIMO 数据集[4] | DDSM 数据集[3] | MIAS 数据集[2] |
|---|---|---|---|---|
| 国家 | 葡萄牙 | 巴西 | 美国 | 英国 |
| 发展时间 | 2008–2010 | 2010 | 1999 | 1994 |
| 例数 | 115 | 320 | 2620 | 161 |
| 图像数 | 410 | 1400 | 104 80 | 322 |
| 图像视图 | MOL 和 CC | MLO、CC 和其他 | MOL 和 CC | MLO |
| 图像类型 | DICOM | TIFF | LJPEG | PGM |
| 采集技术 | 屏片 | 屏片 | 屏片 | 屏片 |
| 分辨率 | 14 bits/pixel | 12 bits/pixel | 8 或 16 bits/pixel | 8 bits/pixel |
| 病变类型 | 所有 | 所有 | 所有 | 所有 |
| 基础信息 | 可获得 | 可获得 | 可获得 | 可获得 |
| BI–RADS 的注释 | 有 | 有 | 有 | 有 |
| 乳腺密度信息 | 可获得（根据 ARC 注释） | 可获得（根据 ARC 注释） | 可获得（根据 ARC 注释） | 可获得（根据 ARC 注释） |
| 可获取性 | 容易 | 容易 | 容易 | 容易 |

MOL 内外侧斜视图像,CC 头尾位,ACR 美国放射学院。

2620 例患者的 10 480 张图像,各种类型的乳腺包括中侧–斜向(MLO)及首尾部(CC)两张图像,数据集包括了良恶性病变的异常乳腺图像以及正常图像。此数据集还包括乳房密度、ACR 注释和乳房影像报告和数据系统(BI-RADS)的注释等。这些注释给这些图像都加上了像素级边界[1]。

## 6.1.3　BancoWeb LAPIMO 数据集

BancoWeb LAPIMO 数据集是最近发展起来的新数据集,官网注册后可以在此网站链接上获取信息:http://lapimo.sel.eesc.usp.br/bancoweb/[4]。该数据集包含 320 例患者的 MLO 位及 CC 位的 1473 张乳腺图像,还包含了正常乳腺图像和良恶性异常乳腺图像的放大图,还包括患者的 BI-RADS 注释信息等。

## 6.1.4　其他乳腺癌数据集

其他乳腺癌数据集,如 Nijmegen[5]、Trueta[6]、IRMA[7]、MIRAcle[8]、LLNL[7] 和 Malaga[6]等数据集都可以在文献中找到。这些数据集并不出名,也没有在世界范围内使用,仅在个别国家内开展应用研究。表 6.2 总结了这些数据集的详细信息。另

表 6.2　其他乳腺癌数据集

| 参数 | Nijmegen[5] | Trueta[6] | IRMA[7] | MIRAcle[8] | LLNL[7] | Malaga[6] |
|---|---|---|---|---|---|---|
| 国家 | 荷兰 | 西班牙 | 德国 | 希腊 | 美国 | 西班牙 |
| 发展时间 | 1998 | 2008 | 2008 | 2009 | 不详 | 不详 |
| 例数 | 21 | 89 | 未报道 | 196 | 50 | 35 |
| 图像数 | 40 | 320 | 10 509 | 40 | 320 | 10 509 |
| 图像视图 | MOL 和 CC | MLO,CC 和其他 | MOL 和 CC | 不详 | MLO,CC 和其他 | MOL 和 CC |
| 图像类型 | 未报道 | DICOM | 不详 | 不详 | ICS | Raw |
| 采集技术 | 屏片 | 全视野数字钼靶（FFDM） | 屏片 | 不详 | 不详 | 不详 |
| 分辨率 | 12 位/像素 | 12 位/像素 | 不限 | 不详 | 12 位/像素 | 12 位/像素 |
| 病变类型 | MCC | 所有 | 所有 | 不详 | 钙化灶 | 肿物 |
| 基础信息 | 可获得 | 可获得 | 可获得 | 可获得 | 可获得 | 可获得 |
| BI-RADS 的注释 | 未报道 | 有 | 有 | 有 | 不详 | 不详 |
| 乳腺密度信息 | 未报道 | 可获得（根据 ARC 注释） | 可获得（根据 ARC 注释） | 无 | 不详 | 不详 |
| 可获取性 | 不容易 | 不容易 | 不容易 | 有权限（2011） | 付费 | 不详 |

外,Magic-5[9]数据集,以前被称为 GPCALMA,是建于 2002 年的意大利数据库,该库包括 967 个病例,3369 个不同视角的图像,如轴位、斜位和侧位等。这些图像的分辨率为 12 位/像素,以 DICOM 格式保存。不同的采集环境造成了这种数据集的局限性,使得它的差异性非常大[1]。MammoGrid[10]是由英国、意大利和瑞士合作开发的,图像以 DICOM 格式保存,该数据集的主要局限性在于仅欧洲特定机构才能访问。

## 6.2 分类模型性能的评价参数

根据图像的类型、患者、疾病种类和医院类型等信息,可以使用各类机器学习(ML)算法和深度学习(DL)算法,对乳腺诊断图像进行分类。分类方法的性能可通过一些参数来衡量,如敏感性、特异性和准确性等[11]。敏感性指所有真正阳性患者中,测试时为阳性值的概率(即患有乳腺癌的阳性率)。特异性指所有真正阴性患者中,测试时为阴性值的概率(即没有乳腺癌的阴性率)。准确性指所有患者中,正确进行乳腺癌分类试验的概率。这 3 个参数的方程式如下所示[11]。

$$敏感性 = \frac{TP}{TP+FN} \tag{6.1}$$

$$特异性 = \frac{TN}{TN+FP} \tag{6.2}$$

$$准确性 = \frac{TP+TN}{TP+TN+FP+FN} \tag{6.3}$$

其中 TP 真阳性,FN 假阳性,TN 真阴性,FP 假阴性。

## 6.3 乳腺癌分类的深度学习模型

在本节中,我们将介绍并讨论基于卷积神经网络(CNN)的深度学习模型在乳腺癌分类中的表现。该模型的表现是利用 mini-MIAS 钼靶数据集来评估的[12]。该数据集共有 321 个乳腺图像,包括 211 个正常腺体图像和 110 个含有癌组织的腺体图像。为了便于对算法进行评价,将数据集分为训练集、验证集和测试集三个不同的数据集。其中训练集包括 225 个图像,验证集和测试集分别包括 48 个图像,该数据集的样本图像如图 6.1 所示。这些数据集通过随机方式选择,并通过交叉折叠验证用于模型的验证。

乳腺癌图像分类的 CNN 模型如图 6.2 所示,该模型包含 7 个卷积层以及最

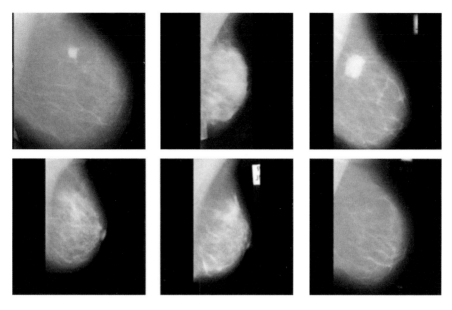

图 6.1　mini-MIAS 数据集中一些乳腺的图像样片。

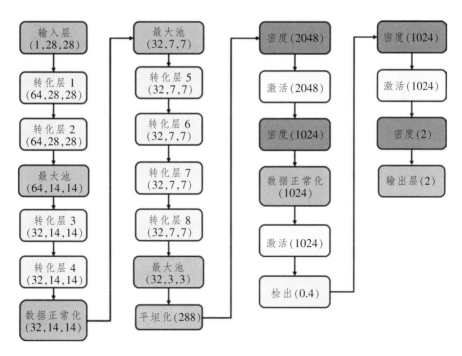

图 6.2　乳腺癌分类的 CNN 模型。(见彩图)

大池(max pooling),用于从输入图像中提取特征。在提取特征后,这些特征在平坦层的帮助下转化为神经网络的输入向量。该神经网络包含三个隐藏层和一个输出层,输出层包含一个 softmax 函数,该函数将输入图像分为正常乳腺图像和异常乳腺图像。

CNN 模型的训练和测试可以使用各种超参数,如一代训练(epoch)数=5,一批数据(batch)大小=32,分类交叉熵作为损失函数,随机梯度下降(SGD)优化器,以及不同的学习速率下的 10 倍交叉验证。经过模型的训练和测试,总结出下面的混淆矩阵,给出了真阳性、真阴性、假阳性、假阴性等多个评价参数值。混淆矩阵如图 6.3 所示。

在图 6.3 中,真阳性表示女性没有乳腺癌,且模型预测没有乳腺癌。假阳性表明女性没有乳腺癌,但是模型预测有乳腺癌。真阴性表明女性患有乳腺癌,但是模型预测会患癌症。假阴性表示女性患有乳腺癌,且该模型预测没有乳腺癌。表 6.3 总结了各种学习速率和其他评估参数的混淆矩阵。参照表 6.3,乳腺癌图像分类的最大准确率可达 87.5%,最大灵敏度为 100%,最大特异性为 87.5%。

表 6.4 显示了 CNN 模型与文献中其他现有模型的对比分析。现有的模型是借助于传统的机器学习算法,如支持向量机(SVM)、决策树(DT)、朴素贝叶斯和随机森林等模型。现有模型对乳腺癌图像的分类精度最高可达 79.25%,而 CNN 模型的分类精度最高可达 87.5%。

| 实际值 | | 预测值 | |
|---|---|---|---|
| | | 正常 | 异常 |
| | 正常 | 真阳性(TP) | 假阳性(FP) |
| | 异常 | 假阴性(FN) | 真阴性(TN) |

**图 6.3** 评估 CNN 模型的混淆矩阵。

表 6.3 不同学习速率下的混淆矩阵以及 CNN 模型表现

| 学习率 | 混淆矩阵 | | | | 准确性(%) | 灵敏性(%) | 特异性(%) |
|---|---|---|---|---|---|---|---|
| 0.001 | | 正常 | 异常 | 总 | 68.75 | 76.19 | 86.48 |
| | 正常 | 32 | 10 | 42 | | | |
| | 异常 | 5 | 1 | 6 | | | |
| | 总 | 37 | 11 | 48 | | | |
| 0.01 | | 正常 | 异常 | 总 | 85.41 | 97.61 | 87.23 |
| | 正常 | 41 | 1 | 42 | | | |
| | 异常 | 6 | 0 | 6 | | | |
| | 总 | 47 | 1 | 48 | | | |
| 0.1 | | 正常 | 异常 | 总 | 87.50 | 100 | 87.50 |
| | 正常 | 42 | 0 | 42 | | | |
| | 异常 | 6 | 0 | 6 | | | |
| | 总 | 48 | 0 | 48 | | | |

表 6.4 CNN 模型与现有模型的比较

| 研究者 | 乳腺癌图片数 | 算法 | 准确性(%) |
|---|---|---|---|
| Listgarten 等 (2004)[13] | 174 | SVM、NB 和决策树 | 69,67,68 |
| Park 等 (2014)[14] | 189 | 基于图形的半监督式学习(GSSL)、TSVM,SVM,NB 和 RF | 72.5,54.3,52.8,59.2 和 66.4 |
| Sountharrajan 等 (2017)[15] | 198 | SVM、NB 和 C4.5 决策树 | 79.25,77.25 和 77.25 |
| 本深度学习模型 | 321 | CNN | 87.50 |

# 参考文献

1. Moreira, I. C., Amaral, I., Domingues, I., Cardoso, A., Cardoso, M. J., & Cardoso, J. S. (2012). In breast: Toward a full-field digital mammographic database. *Academic Radiology, 19*(2), 236–248.
2. Suckling, J. P. (1994). *The mammographic image analysis society digital mammogram database*. Digital Mammo, 375–386.
3. Netsch, T., & Peitgen, H. O. (1999). Scale-space signatures for the detection of clustered microcalcifications in digital mammograms. *IEEE Transactions on Medical Imaging, 18*(9),

774–786.

4. Matheus, B. R. N., & Schiabel, H. (2011). Online mammographic images database for development and comparison of CAD schemes. *Journal of Digital Imaging, 24*(3), 500–506.

5. Lo, C., S., Chung, P., C., Chang, C., I. (1996). A computerized system for detection and segmentation of clustered microcalcifications. Joint Conference of International Computer Symposium 1996; 247–253.

6. Oliver, I., & Malagelada, A. (2007). *Automatic mass segmentation in mammographic images.* Universitat de Girona.

7. Oliveira, J. E., Gueld, M. O., Araújo, A. D. A., Ott, B., & Deserno, T. M. (2008, March). Toward a standard reference database for computer-aided mammography. In *Medical imaging 2008: Computer-aided diagnosis* (Vol. 6915, p. 69151Y). International Society for Optics and Photonics.

8. Antoniou, Z. C., Giannakopoulou, G. P., Andreadis, I. I., Nikita, K. S., Ligomenides, P. A., & Spyrou, G. M. (2009, November). A web-accessible mammographic image database dedicated to combined training and evaluation of radiologists and machines. In *2009 9th International conference on information technology and applications in biomedicine* (pp. 1–4). IEEE.

9. Tangaro, S., Bellotti, R., De Carlo, F., Gargano, G., Lattanzio, E., Monno, P., et al. (2008). MAGIC-5: An Italian mammographic database of digitised images for research. *La radiologiamedica, 113*(4), 477–485.

10. Warren, R., Solomonides, A. E., Del Frate, C., Warsi, I., Ding, J., Odeh, M., et al. (2007). MammoGrid—A prototype distributed mammographic database for Europe. *Clinical Radiology, 62*(11), 1044–1051.

11. El-Dahshan, E. A., Salem, A. B. M., & Younis, T. H. (2009). A hybrid technique for automatic MRI brain images classification. Studia Univ. babes-Bolyai. *Informatica, 54*(1), 55–67.

12. MIAS Mini Mammograms Dataset. (2012). Weblink: http://peipa.essex.ac.uk/info/mias.html. Last Access: May 2020.

13. Listgarten, J., Damaraju, S., Poulin, B., Cook, L., Dufour, J., Driga, A., et al. (2004). Predictive models for breast cancer susceptibility from multiple single nucleotide polymorphisms. *Clinical Cancer Research, 10*(8), 2725–2737.

14. Park, C., Ahn, J., Kim, H., & Park, S. (2014). Integrative gene network construction to analyze cancer recurrence using semi-supervised learning. *PLoS One, 9*(1), e86309.

15. Sountharrajan, S., Karthiga, M., Suganya, E., & Rajan, C. (2017). Automatic classification of biomedical prognosis of invasive breast cancer. *Asian Pacific J Cancer Prevent APJCP, 18*(9), 2541.

# 索 引

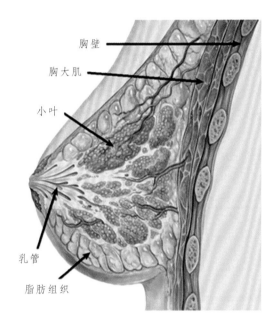

胸壁

胸大肌

小叶

乳管

脂肪组织

图 1.1

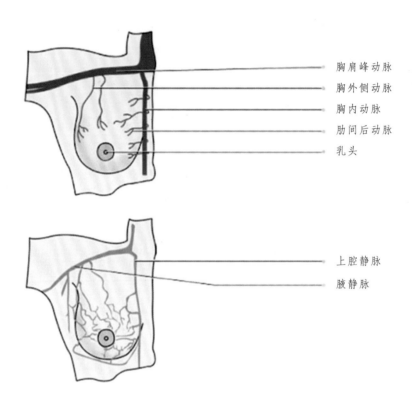

胸肩峰动脉

胸外侧动脉

胸内动脉

肋间后动脉

乳头

上腔静脉

腋静脉

图 1.2

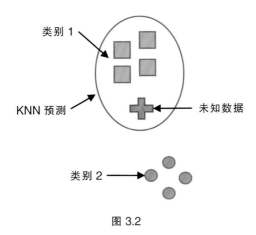

图 3.2

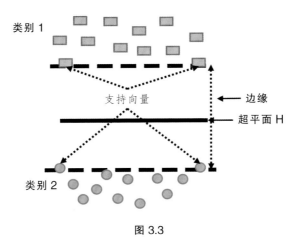

图 3.3

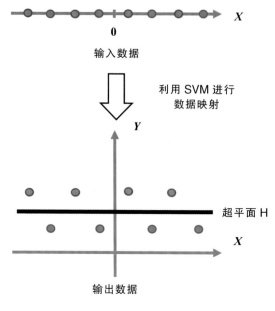

输入数据

利用 SVM 进行
数据映射

超平面 H

输出数据

图 3.4

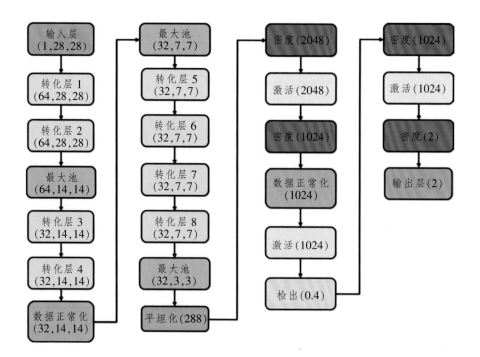

图 6.2